U0136171

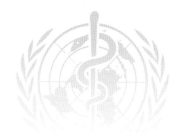

從古至今
圖說中西醫

汪海升·張春燕　編著

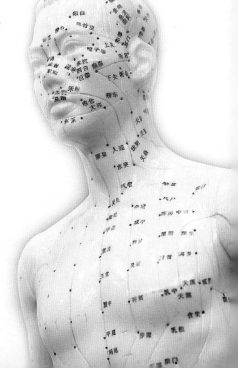

蘭臺出版社

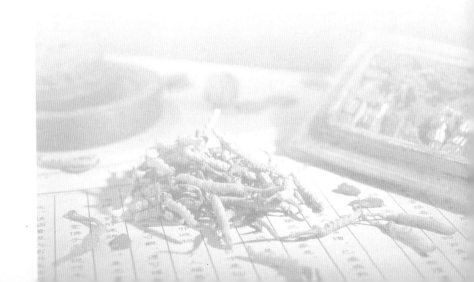

二、臨床實踐

三、藥物應用

四、醫林人物

五、人文大觀

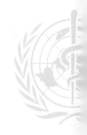

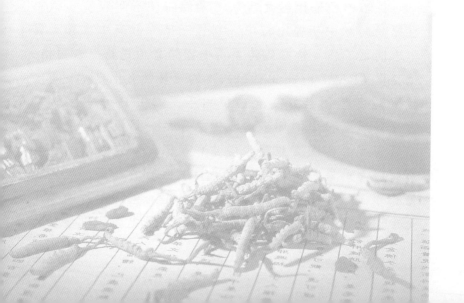

跋

　　方舟子、張功耀廢除中醫論一出，新一輪中西醫論爭又起。論爭雙方劍拔弩張，各執一詞難免偏頗，因此催生出一批分析中西醫的著作。目前出版的有關中西醫比較之書既有比較嚴肅的學術著作，亦有通俗的大眾讀本。這些書籍不僅為中國人進一步瞭解中西醫作出了有益的工作，也讓世界各國對中醫有了進一步的瞭解。但是遍覽上述書不乏共同的缺點，即「比之有餘析之不足，見異有餘求同不足」。作為中西醫比較之書，應該有比較有分析，同中求異，異中見同。

　　目睹中西醫比較之現狀，業餘時間不耐寂寞，試圖在聚訟紛紜中西醫比較中，別置一喙，做同中求異，異中求同之工作。恰在此時覓得德國學者伯恩特·卡爾格-德克爾（Bernt Karger-Decker）的《醫藥文化史》一書，感覺此書體例甚好。全書僅用不足二分之一文字敘述醫學發展歷程中的趣事，超過二分之一篇幅的圖片與文字緊密配合。圖文並茂相得益彰。因此決定搜集一些具有說服力的圖片，稍作說明，對中西醫的歷史、理論、醫療手段、文化傳說進行簡單的對比。選擇圖片的標準是：圖片儘量最能代表文字的內容，歷史圖片以最接近

文字敘述事件時間為佳。除現仍在使用的醫療手段、藥物外，儘量不採用現代圖片及自己拍攝圖片。如華佗手術的圖片很多，但都是現代人繪製，因此沒有選用。

本書不是一本全面進行中西醫比較的理論性書籍，是以圍繞圖片事例展開進行中西醫比較的大眾讀本。本書選擇52組中西醫典型的事例，進行論述。一幅好的圖片承載的信息量遠遠多於幾百字乃至數千字的文字敘述。本書所選52組事例，跨越2000多年歷史。從這些事例我們可以看出古代那些看似愚昧的醫療手段也蘊含有科學的靈光，今天貌似科學的醫療手段也可尋到當年醜小鴨的影子。

本書在寫作過程中，得到恩師趙洪鈞的大力支持，謹在此表示衷心謝意！

對提供免費圖片的美國醫學圖書館（NLM）、大陸國家圖書館出版社致以誠摯地謝意！一些圖片未能與版權人取得聯繫，望版權人與我們聯繫，經確認版權，即按法律支付費用。

筆者遠離學術中心，查閱資料有限，雖反復核對文獻，但舛錯仍恐難免。還望讀者能夠提出寶貴的意見，如有讀者提供新的資料則甚為歡迎。

筆者電子郵箱 WHS1961@126.com
個人博客 http://blog.sina.com.cn/greathai

2013年7月24日
於煤城阜新家中

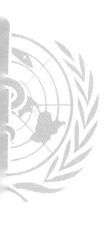

從古至今——圖說中西醫

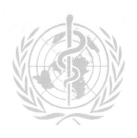

一、基礎理論

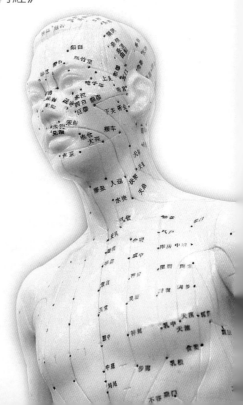

1、陰陽與十對表

陰陽學說

陰陽學說認為一切事物皆由陰陽對立統一的兩方面構成，陰陽學說中的「陰」「陽」是對宇宙間事物的高度概括，在一定意義上講「陰」「陽」已經符號化了。根據事物的不同屬性對事物可進行不同的「陰」「陽」劃分，這一點與數學上的「+」「─」有相通之處。

陰陽可以代表兩個相互對立的事物如：太陽、月亮，天、地，男、女，還可代表同一事物內部所相互對立的兩個方面如：內、外，前、後。世界上既不能只有陽，沒有陰，也不能只有陰，沒有陽。這就是古人所說的「一陰一陽之謂道」。

一般而言，具有運動的、外在的、溫暖的、上升的、明亮的、亢進的、功能的屬性都屬於陽；反之，具有靜止的、內在的、陰涼的、下降的、晦暗的、減退的、物質的屬性都屬於陰。

陰陽具有無限可分性。《素問·陰陽離合論》說：

陰陽者數之可十，推之可百，數之可千，推之可萬，萬之大不

可勝數。然其要一也。[1]

　　任何一種事物內部都可以分為陰陽兩個對立的方面，而無論是陰或陽每一方面還可分陰陽。

　　陰陽學說認為陰陽不僅表現為相互對立、相互制約，而且還表現為相互依存，任何一方不能脫離對立的一方而單獨存在，這在陰陽學說上稱之為陰陽的互根。上為陽下為陰，無上也就無所謂下；沒有寒冷也就無所謂溫熱，因為溫熱是相對於寒冷而比較出來的。

　　陰陽消長（讀zhǎng）是陰陽學說的又一觀點。陰陽雙方不是處於靜止不變的狀態，而是處於一種互為消長的動態平衡之中，陽達到極點便有陰的生長，反之亦應如此，這種消長被稱之為「陰消陽長」「陽消陰長」。體現在天氣上，在北半球炎熱的夏至一過，天氣一天天變的涼爽起來，最寒冷的冬至後，天氣則一天比一天溫暖。用一個圖表示就是人所共知的陰陽魚。

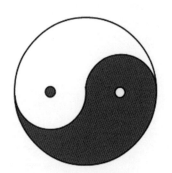

陰陽關係示意圖

白色代表陽，深色代表陰

【1】《黃帝內經・素問》（北京：人民衛生出版社，1979），頁48。

中醫學引進陰陽學說後，在解釋生理、病理、診斷上得到廣泛應用，並取得了比較滿意的效果。

對立學說

冷、熱，乾、濕等成對出現的事物，引起了古希臘先哲極大關注。古希臘哲學家認為，事物的對立關係是世界的本源，區別是不同學者認為不同對立的雙方是世界的本源。巴門尼德（Parmenides of Elea）認為熱和冷是世界的本源，德謨克利特（Democritus，460BC—360 BC）則認為充實和虛空，還有人認為是稀疏和稠密。畢達哥拉斯（Pythagoras，572 BC—497 BC）總結出十對這樣對立面的事物即：

> 有限與無限，
> 奇數與偶數，
> 單一與眾多，
> 右方與左方，
> 雌性與雄性，
> 靜止與運動，
> 直線與曲線，
> 光明與黑暗，
> 善良與邪惡，
> 正方與長方。[2]

【2】古希臘‧亞里斯多德著，苗力田譯，《形而上學》（北京：中國人民大學出版社，2010），頁14。

　　這便是古希臘哲學著名的「十對表」。古希臘人認為一切事物的產生和消亡都離不開其對立的雙方，亞里斯多德進一步指出：

　　一切和諧的東西必然從不和諧生成，不和諧的東西也由和諧生成；而且，和諧東西的毀壞成為了不和諧，且不是任意的不和諧，而是它的對立面。

　　所以，由於自然而生成了的一切事物應該或者是對立，或者是來源於對立。【3】

　　恩培多克勒（Empedocles， 490 BC－430 BC）則認為友愛和爭吵交替著主宰一切並引起運動。【4】阿爾克馬翁（Alcmaeon）認為元素成對的出現，濕與乾、冷與熱、苦與甜皆成對出現，疾病就是元素的平衡遭到破壞。【5】

　　上述論述和《素問·陰陽應象大論》說：「陰陽者……生殺之本始」之意大致相同。【6】古希臘對立的事物是世界本源的思想雖然與中國古代陰陽學說很相近似，但是這種思想遠沒有中國的陰陽學說的概括性強，對於對立雙方的認識也不如陰陽學說更深刻，古希臘的觀點中沒有對立雙方無限可分性、互相依存、

【3】古希臘·亞里斯多德著，徐開來譯，《物理學》（北京：中國人民大學出版社，2003），頁14—15。

【4】前引古希臘·亞里斯多德著，徐開來譯，《物理學》，頁210。

【5】意·卡斯蒂廖尼著，程之範主譯，《醫學史》（桂林：廣西師範大學出版社出版，2003），頁97。

【6】前引《黃帝內經·素問》，頁31。

互相轉化等內容。由此可見古希臘的對立統一思想發育不健全。

不僅古希臘人，世界其它民族也有對立的概念，許多民族語言具有對立的詞性，漢語翻譯為陰性名詞、陽性名詞。筆者收集一組詞彙竟然發現他們和漢語的陰陽關係十分相似。這一組詞中漢語認為是陰性的物質，葡萄牙語都是陰性名詞，漢語認為是陽性事物的詞彙，葡萄牙語都是陽性名詞。而俄語大部分相同，不同的也不是相反，而是中性。由此可見，世界個民族對對立事物的認識有很多的共同點。

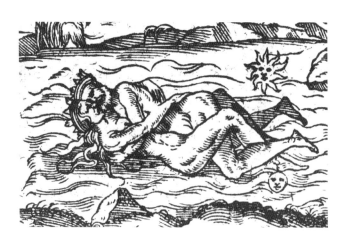

男人象徵太陽，女人象徵月亮

畫面上是國王和王后。國王上面是太陽，王后下面是月亮。在西方煉金術中將男人象徵太陽，女人象徵月亮。這和陰陽學說的認識是一致的。

圖片來自：http://ihm.nlm.nih.gov/images/A12132

漢語	天	地	日	月	晝	夜	火	水	男	女
俄語	небо	земля	сонце	луна	день	ночь	огонь	вода	мужчина	женщина
詞性	名詞	名詞	名詞	名詞	名詞	名詞	名詞	名詞	名詞	名詞
	中性	陰性	中性	陰性	陽性	陰性	中性	陰性	陽性（詞尾是陰性，但是單詞是陽性）	陰性
葡萄牙語	Céu	Terra	Sol	Lua	Dia	Noite	Fogo	Àgua	Homem	Mulher
詞性	陽	陰	陽	陰	陽	陰	陽	陰	陽	陰
拉丁語	coelum	terra	sol	lūna	dies	nox	ignis	Agua	vir	fémĭna
詞性	中性	陰性	陽性	陰性	陽性	陽性	陽性	陰性	陽性	陰性

2、五行與四元素

五行學說

現在學術界一致認為「五行」這一名稱最早出現在《尚書·洪範》。先人認為，世界由木、火、土、金、水構成，並不是設想每種物質都由「五行」中某一種元素組成，而是在「五行」中取相應的性質，然後進行比類取象的推衍，從而認為所有的物質都分別具有五行中某一行的性質。如心臟是熱的，和火有相似的性質，就認為心屬火。由此把世間一切都納入了「五行」的體系。

1、五行之間關係

五行學說認為五行具有相互滋生相互制約的關係。木材燃燒產生火，火燃燒後成為灰燼就是土，而土中有金（甲骨文的金字是一個「今」字下邊一個土中間有兩個表示金粒的小點。），金屬加熱融化為液體（水），這即是五行的相生關係，概括為木生火，火生土，土生金，金生水，水生木。古人還觀察到伐木需要金屬的工具，樹木生長吸收了土地中大量的營養，用土築的水壩可以控制水的流動，水可以滅火，火可以把金屬熔化。這就是五行的相剋，概括為金剋木，木剋土，土剋水，水剋火，火剋金。這種相生相剋的關係可用一個圖表示。五行的相生相剋是五行的一種

正常的關係，沒有相互的滋生就沒有發展，沒有相互的制約就會發展過度。此外還有兩種異常的情況，那就是相乘和相辱，相乘就是相剋太過，超過了正常制約的限度。相辱就是反剋如正常是金剋木，當金氣不足，火木氣過旺，木就會剋金，形成反剋的相辱。

在西漢時期五行學說被引入醫學領域，我國第一部醫學著作《黃帝內經》中用五行學說來解釋人體的正常生理、致病因素以及生理病理變化，在當時獲得了滿意的解釋。

常見事物的五行屬性

自然界							五行	人體				
五音	五味	五色	五化	五氣	五方	五季		五臟	六腑	五官	形體	情志
角	酸	青	生	風	東	春	木	肝	膽	目	筋	怒
徵	苦	赤	長	暑	南	夏	火	心	小腸	舌	脈	喜
宮	甘	黃	化	濕	中	長夏	土	脾	胃	口	肉	思
商	辛	白	收	燥	西	秋	金	肺	大腸	鼻	皮毛	悲
羽	鹹	黑	藏	寒	北	冬	水	腎	膀胱	耳	骨	恐

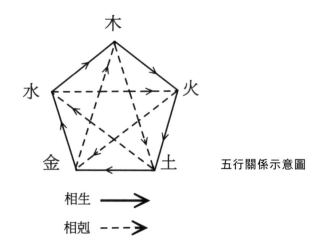

五行關係示意圖

相生 ⟶

相剋 ⤏

　　五行學說認為五臟歸屬於五行。五行還可以說明臟腑之間的關係。根據五行的相生關係：屬火的心溫熱可以暖脾，屬土的脾化生水穀精微能供給肺，屬金的肺清肅下行可助腎水。根據相剋的關係：心的溫煦可以制約肺的清肅太過，肺的清肅下行可以抑制肝陽上亢，肝的條達可以疏洩脾的壅滯，脾的運化可以制約腎水的氾濫，腎的滋潤可以防止心火太盛。

　　根據五行學說可以診斷疾病，如面色發青，脈弦，吐酸水即是肝的病；面色紅赤，口苦，脈洪大可以診斷是心火亢盛；面色發黑，脈沉，則可能是腎病。

　　在治療上有培土生金，滋水涵木，壯水制火等原則。

四元素學說

　　古希臘第一位探討世界組成的人是古希臘泰勒斯（Thales，約624BC－546BC），他認為世界是由水組成的：水在陽光照射

下可以變成水蒸氣，水蒸氣升到天空形成雲，進而形成雨回落到大地與海洋，形成了一個封閉的循環。泰勒斯的哲學觀點就是：一切事物，最初都是由水開始，逐步演變而來，而最終化成水去。[1]

阿那克西門尼（Anaximenes，585 BC－525BC），認為萬物之源是氣，地球上有人類居住的地方有可能缺乏水，但是不會缺乏空氣。稀薄的空氣可以變成煙霧和火焰，濃縮的空氣可以變成水，空氣進一步濃縮就轉變成為土壤乃至岩石。[2]

赫拉克利特（Heraclitus，540 BC－480 BC），提出火是產生萬事萬物的基礎。他認為現在和將來永遠是一團永恆的活火，按一定尺度燃燒，一定尺度熄滅。[3]火與萬物可以相互轉化，火既是能自己運動的，又是能使別的事物運動的。[4]

色諾芬尼（Xenophánes，約570 BC－前480 BC），認為土是組成萬物的基礎，大地的形狀可以變化，但是其組成不變，猶如土可以製成陶罐，而其本質仍然是土，陶罐破碎了又複歸於土

【1】英‧麗貝卡‧魯普著，宋俊嶺譯，《水氣火土元素發現史話》（北京：商務印書館，2008），頁8。

【2】前引英‧麗貝卡‧魯普，宋俊嶺譯，《水氣火土元素發現史話》，頁11-12。

【3】張尚仁《古希臘哲學家的故事》（北京：中國青年出版社，1984），頁30。

【4】前引英‧麗貝卡‧魯普，宋俊嶺譯，《水氣火土元素發現史話》，頁13。

地。【5】

　　以上是古希臘四位哲學家先後提出的組成自然的基本物質。亞里斯多德進一步為四元素在宇宙中安排了位置。亞里斯多德認為：在宇宙的中心是土，土被水包圍在中央，再往外一圈是氣，最外圈是火。【6】

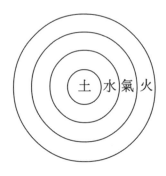

四元素在宇宙中位置示意圖

　　將四元素學說引入醫學的是恩培多克勒。他綜合各家之說總結整理出四元素說，他認為自然物質是由這四種元素，配以熱、乾、濕、冷等四種性質所組成。進而將四元素推衍到人體，認為人體有血液、黏液、黑膽汁、黃膽汁四種體液與四元素相互配合。四元素學說與人體的四體液結合後形成了四體液學說。四體液學說與五行學說一樣在西方醫學中曾佔有重要地位，直到近200年才漸漸淡出醫學教科書。

　　古希臘人認為四元素與冷熱乾濕四種性質相對應，分別構成人體的四種體液，血液、黏液、黃膽汁、黑膽汁。古希臘人通過生活中的觀察得出四種體液在四種性質的作用下可以相互轉變。

【5】前引英・麗貝卡・魯普，宋俊嶺譯，《水氣火土元素發現史話》，頁15。

【6】美・愛德華・格蘭特著，常春蘭等譯，《科學與宗教：從亞里斯多德到哥白尼（400B.C.-A.D.1550）》（濟南：山東人民出版社，2009）頁35。

濕的水加熱蒸發就可變成水蒸氣，概括為：熱＋濕→空氣

乾的物質加熱能夠燃燒起火，概括為：熱＋乾→火

濕物質遇冷會冷凝成為水概括為：濕＋冷→水。

寒冷時許多物質是固態呈現土的特性，概括為：冷＋乾→土。

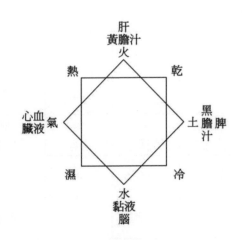

四元素關係示意圖

這些與我們今天的觀察一致。

被西方尊為「醫學之父」的古希臘著名醫生希波克拉底（Hippcrates，約460BC—377BC）在其著作《希波克拉底文集》中對四體液與人體健康的關係做了深入的論述，到希波克拉底時這個學說才成為完整的學說。[7] 四體液學說認為，這四種體液的不同配合使人們有不同的體質。這一觀點現在還可以在一些心理學教科書中找到（見下表）。

四體液學說也用於指導臨床治療，例如：

認為血液較多時就採用放血療法將多餘的血液放掉；

當認為體內有過多的不良液體時就採用藥物催吐或導瀉的

【7】陳仁勇等，〈四體液說的興衰史〉，《科學月刊》（1994.1）。

四元素之間的關係

體液	血液	黏液	黑膽汁	黃膽汁	希波克拉底時代
器官	心	腦	脾	肝	
季節與人生	春（兒童）	冬（老年）	秋（成年）	夏（青年）	
元素	氣	水	土	火	
色、味	紅+甜	白+鹹	黑+酸	黃+苦	蓋倫時代
發燒	持續熱	每日熱	四日熱	三日熱	
時辰	晨	昏	下午	中午	
脾氣	沉著	懶、笨	頑、傲	勇、沛	
聖徒	使徒馬可	使徒彼得	使徒約翰	使徒保羅	中世紀
行星	木星	月亮	土星	火星	
星座	白羊座 金牛座 雙子座	山羊座 寶瓶座 雙魚座	天平座 天蠍座 射手座	巨蟹座 獅子座 處女座	
音樂	lydian調	doric調	Mixolydian調	Phrygian調	

此表引自：陳仁勇等，〈四體液說的興衰史〉，《科學月刊》（1994.1）

方法排除多餘的體液；

　　通過節食可以防止體內生成過多的體液；

　　血液過熱可採用涼性的藥物進行治療。[8]

　　產生於遠古的五行學說與四元素學說都是思辨哲學的產物。五行學說完全是比類取象，以此來說明事物的關係。四元素學說除比附的解釋世界外，再就是認為世界上的物質都是四元素按一定比例構成。五行學說與四體液說之別是中西科技最終分道揚鑣根源之一。

氣質類型、高級神經活動類型及行為表現特徵

類型	高級神經活動類型	行為特徵
多血質	活潑型	活潑易感好動，敏捷而不持久，適應性強，注意力易轉移，興趣易變化，情緒體驗不深刻外露
黏液質	安靜型	安靜沉著，注意力穩定。善於忍耐，情緒反應慢且持久而不外露，容易冷淡、頹唐
膽汁質（黃膽汁）	興奮型	精力充沛，動作有力，性情急躁，情緒易爆發，體驗強烈且外露，不易自製，易衝動
抑鬱質（黑膽汁）	抑制型	反應遲緩，敏感怯懦，情緒體驗深刻、持久且不易外露。動作緩慢，易傷感，孤僻，善觀察小事細節

此表引自：姜乾金.《醫學心理學》（北京：人民衛生出版社，2002），頁68。

【8】陳仁勇等，〈四體液說的興衰史〉，《科學月刊》（1994.1）。

3、「法象藥理學」與 「外徵學說」

法象藥理學

「法象藥理學」這一詞彙比較專業，非中醫界人士不十分熟悉。但通俗來說卻不難理解。法象藥理學的理論基礎是比類取象，即取藥物的表像與人體器官相聯繫，確定藥物的療效。

此理論雛形在春秋時期就已出現，《黃帝內經·素問》記載：

> 東方青色，入通於肝，開竅于目，藏精於肝。
>
> 南方赤色，入通於心，開竅于耳，藏精於心，故病在五藏。
>
> 中央黃色，入通於脾，開竅于口，藏精於脾，故病在舌本。
>
> 西方白色，入通於肺，開竅于鼻，藏精於肺，故病在背。
>
> 北方黑色，入通於腎，開竅于二陰，藏精於腎，故病在膝。[1]

《神農本草經》中也不乏這種思想，對五色靈芝療效的記載，就是上述理論的具體化。

> 青芝，味酸平。主明目，補肝氣，安精魂，仁恕。
>
> 赤芝，味苦平。主治胸中結，益心氣，補中，增智慧，不忘。

【1】前引《黃帝內經·素問》，頁25-26。

黃芝，味甘平。主治心腹五邪，益脾氣，安神，忠信和樂。

白芝，味辛平。主咳逆上氣，益肺氣，通利口鼻，強志意勇悍，安魄。

黑芝，味鹹平。主治癃，利水道，益腎氣，通九竅，聰察。【2】

　　宋代的時候將這一理論更加具體化，聯繫更加廣泛，對後世影響也更大。這種理論認為藥物來源確定的療效主要根據以下幾點：

　　顏色：紅色治心，如朱砂色紅可以治療心的疾病；白色療肺，如川貝色白可以止咳；青色治肝，青皮可是疏肝行氣；黃色治脾，乾薑可以溫脾；黑色補腎，補骨脂可以補腎。

　　性狀：藥材性狀象人體的某器官就認為此藥材可以治療該器官的疾病。如認為核桃象人的大腦，可以補腦。或者藥材性狀像某物，認為可以治療相應的疾病。如鐘乳像流淌下的乳滴，因此認為有催乳作用。

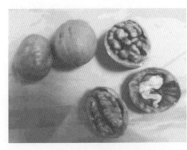

酷似人腦的核桃

　　來源：植物的皮可以治療皮的疾病，細小種子可以治療男性不育。

　　除上述的例子外，還有「諸皮皆可利水」「諸花皆可升提」「諸石皆可沉降」等說法。

【2】曹元宇輯注，《本草經》（上海：上海科學技術出版社，1987），頁61-62。

外徵學說

西方醫學史上也出現過類似的理論。西方學者謂之「外徵學說」。具體藥物的論述與中藥不盡相同,但是核心思想基本一致。這一學說的理論是:藥物的形狀或顏色常與有病的器官相同。《劍橋插圖醫學史》有如下記載:

黃色的植物,如著名的橘黃色的番紅花,被選來治療黃疸。紅色的物質,如鐵銹或紅酒對貧血很有好處。更妙的肺草葉子上的白點表明此植物對肺部疾病有益。

受這一理論的影響認為柳樹生長在潮濕地帶,而潮濕地帶也是瘧疾高發區,所以認為柳樹皮有治療瘧疾的功效。[3]「外徵學說」認為藥物的形狀或顏色常與有病的器官相同,如蜥蜴皮膚充滿斑點和人體的惡性腫瘤類似,因此用來治療腫瘤。[4]還有人認為番紅花地下根莖酷似痛風患者的腳因此用來治療痛風;[5]胡蘿蔔色黃可以治療黃疸病;小茴香的花象人的膽囊,也可用來治療黃疸。[6]有些植物的花序、果穗酷似蠍子尾巴,因

【3】英・羅伊・波特主編,張大慶主譯,《劍橋插圖醫學史》(濟南:山東畫報出版社,2007),頁162。

【4】前引意・卡斯蒂廖尼著,程之範主譯,《醫學史》,頁383。

【5】美・洛伊斯・N・馬格納著,劉學禮主譯,《醫學史》(第二版)(上海:上海人民出版社,2009),頁296。

【6】袁昌齊,《歐美植物藥》(南京:東南大學出版社頁2004),20頁。

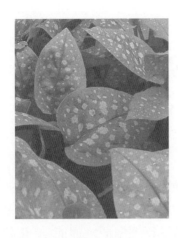

肺草

肺草的葉子有許多白點，很像人的肺。

因此西方人曾認為此植物可以治療肺部疾病。

此認為這樣的植物的花和果實可以治療蠍子螫傷。[7]

　　不論中醫也好，古代歐洲的草藥應用也好，應用上述理論建立的藥物自然屬性和療效的關係只有其偶然性，而沒有必然的聯繫。此類理論如果不經過證偽驗證即推廣到臨床指導實踐，那麼極其容易出現錯誤。例如所謂「諸皮皆可利水」，事實並非如此，中藥桂皮就沒有利水的作用，而石榴皮、椿皮正相反，是收澀類藥物。柳樹皮治療瘧疾的作用也不理想，其治療作用來自柳樹皮中的水楊酸衍生物——阿司匹林的前體物質，僅僅有解熱作用，並不能治療瘧疾。

　　貌似中醫獨有的法象藥理學，放到世界醫學史的長河中則並非絕無僅有，其他民族同樣有類似理論，只是經過實證拋棄了這個不具必然性的理論。

【7】前引美・奧爾森著，徐彬等譯，《譯科學與宗教：從哥白尼到達爾文（1450-1900）》，頁31。

4、《希波克拉底文集》
與《黃帝內經》

　　人類在自身發展的歷程中產生了醫學。經過幾千年原始醫學知識的積累，到距今2000年前左右，祖先們已掌握了相對豐富的醫學知識，對當時的醫學知識進行總結便應運而生。正如傑斯伯斯（Jaspers）所說：「發生於西元前800至200年前的這種精神歷程似乎構成了這樣一個核心……非凡的事件集中發生在這個時期……獨立發生在中國、印度、和西方。」[1] 於是有了古希臘的《希波克拉底文集》和中國的《黃帝內經》。

希波克拉底文集

　　《希波克拉底文集》冠名是希波克拉底，但並非是一人一時之作，很多文章是其門人所作。希波克拉底於西元前460年出生於希臘科斯島上，關於他的年齡有多種說法，有人說他活95歲，還有說他活到104歲的。[2] 古希臘的亞里斯多德（Aristotle，

【1】馮澤永，《中西醫學比較》（北京：科學出版社，2006），頁11。

【2】意・卡斯蒂廖尼著，程之範主譯《醫學史》，（桂林：廣西師範大學出版社出版，2003）頁109。

384BC-322 BC）在《政治學》一書中稱他為「偉大的希波克拉底」。【3】希氏一生留下許多醫學著作，死後國王下令整理他的著作，這個過程中摻入了他人的許多文章，後來的傳抄中摻入他人的作品越來越多。【4】醫學史家對流傳至今的《希波克拉底文集》進行考證認為此書中文章成書年代大約是西元前430年到西元前420年。【5】其內容已不盡是希波克

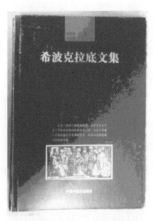

希波克拉底文集中譯本

拉底的文章，而是當時古希臘醫學的全面總結。

《希波克拉底》的理論體系是自然哲學的四元素學說為核心，非常重視自然對健康的影響。書中《氣候水土論》《自然人性論》等篇討論天氣、風向、季節等自然因素對健康的影響。

《希波克拉底文集》認識到呼吸以及空氣（古希臘人認為是風，實際就是空氣）對人體的重要性。書中記載了古希臘人對人的生理與解剖的初步認識。對人體重要的骨骼認識的已較清晰，如大腿骨、小腿骨、胸骨的形態描述接近今天的水準。不僅

【3】前引意·卡斯蒂廖尼著，程之範主譯《醫學史》，頁111。

【4】古希臘·希波克拉底著，趙洪鈞等譯，《希波克拉底文集·譯者序言》（北京：中國中國醫藥出版社），頁2。

【5】前引意·卡斯蒂廖尼著，程之範主譯《醫學史》，頁115。

如此還認識到了骨髓具有為骨骼提供營養的作用，人的情緒、知覺都源於大腦的功能。

《希波克拉底文集》非常強調望診，尤其強調面部的望診。其對危重病人的面部描述現在醫學書中名之曰「希波克拉底面容」以示紀念。書中在診斷疾病時對患者的體位也提出不同的要求。這也是今天西醫診病時要求患者不同體位的淵藪。在治療上《希波克拉底全集》中介紹了近百種藥物以及食品的治療作用。如黑藜蘆、橄欖油、海蔥汁等。對骨折、脫臼的復位，痔瘡的手術都有非常詳細的描述，西醫重視外科在2000年前已初露倪端。在治療原則上很重視飲食、體育鍛煉、按摩、海水浴等自然療法。書中還提出一些調整人體平衡的治療原則。

希波克拉底對養生保健也非常重視。書中有5篇專門討論養生保健。希氏尤其重視生活習慣對健康的影響，書中不厭其煩的介紹了許多飲食保健的具體方法。如介紹葡萄酒有什麼樣的保健作用，蜂蜜應該如何服，大麥粥應該如何製作等，書中還提出許多運動保健的原則。

希波克拉底還對醫生提出了要求，這就是舉世聞名的希波克拉底誓言。[6]

黃帝內經

《黃帝內經》作者託名古代三皇五帝中的黃帝。此書實乃眾人所著。傳說成書年代在上古之時，但是根據可信的考證，成書

【6】本篇有關希波克拉底著作，均以古希臘‧希波克拉底著，趙洪鈞等譯，《希波克拉底文集》為底本。

年代應該在西漢時期，[7] 個別
文章不早于唐中葉。[8] 天人合
一、陰陽五行理論貫穿全書。人
與自然的關係，人的生理病理，
養生保健等皆以陰陽五行理論闡
述。全書形成了一個普適性很好
的理論體系，這個理論體系十分
嚴謹，這和《希波克拉底文集》
相對鬆散的理論體系形成鮮明
的對比。

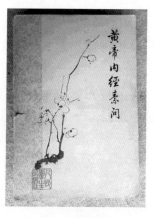

黃帝內經素問

　　天人合一是中國古人的一
種重要的理念，此理念也是構
成《內經》體系的核心理念之一。內經中多次講一天二十四小時
內，一年四季內，人體機能的變化和健康狀態。我們的祖先和古
希臘人一樣，也認識到不同地域人的體質和健康狀況的差異。
望、聞、問、切俗稱中醫的四診，望診是第一步，《內經》給出了
多種預後不良的面色。切脈是《內經》診斷方法的重點，書中載
有多種不同疾病的脈象。在治療上《內經》記載了藥物、砭石、針
刺、灸、藥熨等治療方法。內經也提到了手術治療，但沒有希波
克拉底書中應用得多。《內經》中非常重視針刺療法，介紹的針
具有九種之多。內經提出的治療核心是平衡陰陽。在此基礎上進

【7】趙洪鈞，《內經時代》（北京：學苑出版社出版，2012），
　　頁8。

【8】前引趙洪鈞，《內經時代》，頁162。

一步提出了標本兼顧，因時因地因人施治的的治療原則。

順應自然天人合一是《內經》養生基本原則，提倡恬淡虛無的養生保健方式。在飲食保健方面《內經》提出了兩大基本原則：一是根據五行理論提出的飲食性味對臟腑影響，二是不同季節的飲食養生原則。《內經》中提出了「七損八益」的性生活保健原則。

「不治已病，治未病；不治已亂，治未亂，此之謂也。夫病已成而後藥之，亂已成而後治之，譬猶渴而穿井，鬥而鑄錐，不亦晚乎？」這是《內經》的預防醫學的思想，此與現在WHO的預防思想的核心基本吻合。

《內經》對醫生的行為也提出了準則，要求醫生尊重患者習俗，診病要仔細等。

《希波克拉底文集》與《黃帝內經》是2000年前的著作，代表著那個時代醫學的最高水準。但是由於時代的限制兩部書中臆測，牽強附會以至於荒謬的地方並不少見，但是2000多年前能達到的上述高度已屬不易，我們沒有必要苛求古人。

5、傳染病種子與戾氣

傳染病種子學說

弗拉卡斯托羅（Fracastoro，1478-1553）是文藝復興時代義大利傑出的天文學家、地理學家、醫學家和詩人。他是哥白尼的校友和同事，是歐洲傳染病研究的先驅。

原子論是西方古典哲學的核心，受原子論思想影響，他認為有一種極其微小的種子是傳播傳染病的元兇，正常人接觸這種微小傳染病種子後，就會患上傳染病。為了解釋傳染過程，他設想這種傳染病的種子與人體某些體液具有一定親和力。這種體液把傳染病種子吸引到體內，並進一步將其帶入心臟。他仔細

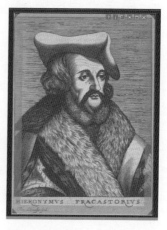

弗拉卡斯托羅（1478-1553）

圖片來自：http://ihm.nlm.
nih.gov/luna/servlet/view/
search?q=B012174

研究後認為：「有不危害動物僅僅危害植物的疾病，反之，也有不危害植物僅僅危害動物的疾病。有的疾病只限於人或者某種動物，如牛、馬等；有些疾病對某個人或某個器官有特別的親和力。」他還認為傳染病的種子可以迅速繁殖、蔓延。

　　弗拉卡斯托羅一生認真研究過多種傳染病,對於傳染病的傳染規律也有深刻認識,他首次將傳染分為三類,第一種是單純傳染;第二類是通過衣服、被褥等間接接觸;第三類遠距離種子傳播。這種認識已經與現在理論十分接近。他已經基本揭示了傳染病的傳播規律。由於他在多學科上的卓越貢獻,當他在1553年8月6日離世時,義大利舉國為之哀悼。【1】

吳有性與戾氣學說

　　吳有性,字又可,號淡齋。西元1582－1652年,江蘇吳縣人。一生從事傳染病學(中醫稱之為溫病學)研究,1642年凝結著畢生心血的著作《溫疫論》問世。吳有性創造性地提出了傳染病學的新概念——戾氣學說。

　　《溫疫論·序》開篇就是:

　　夫溫疫之為病,非風、非寒、非暑、非濕,乃天地間別有一種異氣所感,其傳有九,此治疫緊要關節。奈何自古迄今,從未有發明者。【2】

【1】前引意・卡斯蒂廖尼著,程之範主譯《醫學史》,頁389-392。

【2】浙江省中醫研究所評注,《<溫疫論>評注》(北京:人民衛生出版社 1977),頁1。

吳有性經過實踐觀察認為：

如疔瘡、發背、癰疽、流注、流火、丹毒、與夫發斑、痘疹之類……實非火也，亦雜氣之所為耳。【3】

如此認識是非常超前的。在沒有顯微鏡的年代，吳又可已經感知到了病原微生物的存在。他對於傳染病傳播方式的認識也基本符合今天傳染病學的觀點，他在實踐觀察的基礎上認識了戾氣的性質和發病規律：

此氣（戾氣）之來，無論老少強弱，觸之即病。【4】

邪之所著，有天受，有傳染，所感雖殊，其病則一。凡人口鼻之氣，通乎天氣，本氣充滿，邪不易入，本氣適逢虧欠，呼吸之間，外邪因而乘之。【5】

上面說的就是傳染疾病的戾氣病來臨時，無論強壯的還是體弱的都將有發病的可能。傳染病即有原發者（天受）也有被傳染而患病者，身體健康之人不容易發病，身體虛弱者容易發病。這是符合實際的。在今天也許一個高中生都知道這些，但是在300多年前能發現這些無疑非常偉大。

吳有性在沒有顯微鏡的情況下，幾乎認識到了微生物病原體致病的一切規律。「有是氣則有是病」【6】「牛病而羊不病，雞病

【3】前引浙江省中醫研究所評注，《<溫疫論>評注》，頁197。

【4】前引浙江省中醫研究所評注，《<溫疫論>評注》，頁10。

【5】前引浙江省中醫研究所評注，《<溫疫論>評注》，頁11。

【6】前引浙江省中醫研究所評注，《<溫疫論>評注》，頁209。

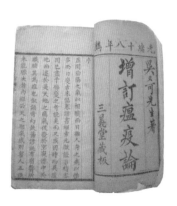

瘟疫論書影

而鴨不病」。【7】這正是微生物致病的特異性。此條已具備巴斯德第二大發現和科赫第一定律的雛形。不僅如此吳有性還發現了傳染病的地域性，其在醫學上的偉大發現在醫學史上罕有與之匹敵者。

弗拉卡斯托羅的學說明顯受到西方原子論思想的影響，在他之後又有博諾莫、巴謝亨利等學者繼續對這一學說進行研究，顯微鏡發明以後，科學家終於看清了傳染病種子的真面目。

吳又可以後的中國，雖然在傳染病治療上仍然有所進步，但是在理論上卻走向了倒退。今天讓我們覺得吳又可的發現好比一次有力的射門，遺憾的是球在門前畫了一個美麗的弧線然後遠離球門而去。我們沒有理由責備吳又可，不過也由此可見，中國傳統哲學思維中缺乏原子論思維的弊端讓我們又一次與重大科學發現失之交臂。

【7】前引浙江省中醫研究所評注，《<溫疫論>評注》，頁210。

6、錯誤理論卻導致了正確醫療實踐

錯誤的理論必然導致錯誤的實踐，實則不然，有些指導理論的確是錯誤的，甚至是荒謬的，但是由此產生實踐卻是正確的，這在科學史上屢見不鮮。中外醫學史上也不乏這樣的事例，在錯誤的理論指導下產生的醫療實踐卻是很正確。

胎毒導致種牛痘

天花的免疫方法種痘最初由中國人發明，種痘這種偉大的發明是基於兩種理論，一是以毒攻毒，二是胎毒外感，引毒外出。

關於天花的形成中國古人認為是胎毒外感引起。何為胎毒呢？即母親懷孕期間，父母飲食不節，過量食用高營養、高熱量食物（恣食肥甘）；情緒波動較大，或抑鬱或經常發怒；生活放縱淫欲過度；罹患各種疾病，凡此種種都會形成毒氣蘊於胎中。嬰兒降生後，這些蘊於胎中的邪毒之氣，遇到外界時行之氣引邪毒爆發即是天花。因為胎毒來自先天，故稱瘡皰為天花。宋代著名兒科學家錢乙在其《小兒藥證直訣》中說：「小兒在胎十月，食五臟血穢，生下則毒當出，故瘡疹之狀，皆五臟之液。」[1]阿拉伯

【1】李經緯等，《中醫學思想史》（長沙：湖南教育出版社，2006），頁517。

人也曾有過類似的思想，阿拉伯人累塞斯（約864-約925）認為天花是妊娠時胎兒獲得了來自母親血液中的不潔物所致，當孩子到了青春期後，這些不潔物傾向於以一種類似葡萄酒發酵的方式溢出來。而妊娠時獲得這種不潔物是普遍存在的，所以很少有孩子不得天花。[2]

中國人早就認識到人一生僅出一次天花，明朝醫學家萬全（1495-1580）在其著作《家傳痘疹心法》中說道：「然則待時而發者，胎毒也，或速而危，或徐而安，或暴而死，氣之微甚而所使也，發則其毒洩矣，所以終身但作一度，後其氣不復傳染焉」。[3]這裡除胎毒一項外，對天花的發病規律認識得已經很清楚，病情輕重與毒邪微甚有關，終身只發一次。古人由此想到，用可控的方式讓人感染一次微小的毒邪，這樣就可以避免更大的危險。[4]進一步想到的就是取患病人痘痂少量或者穿上患者的衣服感染一次輕微的天花，進而終身不再患病天花。[5]由此中國人發明了種人痘技術。

人終身生一次天花的認識是正確的，接種低毒疫苗的做法是科學的，但是胎毒一說是毫無道理的。儘管引起胎毒的種種因素對胎兒發育不利，但是與感染天花以及其他兒科傳染病都是沒有直接關係。

【2】前引美·洛伊斯·N·馬格納著，劉學禮主譯，《醫學史》（第二版），頁159。

【3】同前引李經緯等，《中醫學思想史》，頁517。

【4】同前引李經緯等，《中醫學思想史》，頁517。

【5】同前引李經緯等，《中醫學思想史》，頁519。

防毒氣預防瘧疾

瘧疾同樣是一嚴重威脅人類健康的疾病，醫學真正清楚的知道瘧疾發病原理的歷史尚不足百年。但是沒有完全清楚瘧疾發病原理前，人們也知道一些瘧疾的發病規律。那就是瘧疾發病多是在夏秋季節，水草豐沛的沼澤地區是瘧疾高發地區。

在上述認識基礎上西方的醫學學者進行了一個邏輯推理：在夏秋兩季，沼澤地裡冒出了有害的蒸發物，這有害的蒸發物是導致瘧疾的元兇。義大利的台伯河平原曾是瘧疾的高發地區。英語中「瘧疾」一詞就是由生活在台伯河平原的中世紀移民所創造的。受上述理論影響，從16世紀至18世紀的教皇們讓人們排乾沼地的部分地段，結果大大降低了瘧疾的發病率，預防效果相當讓人滿意。【6】

然而今天我們知道，水中可能會冒出毒氣，但那不是導致瘧疾的根源，瘧疾的根源是瘧原蟲。

瘧原蟲的發育過程分兩個階段，即在人體內進行無性增殖、開始有性增殖和在蚊體內進行有性增殖與孢子增殖。當受染的雌性按蚊吮吸人血時，瘧原蟲孢子隨蚊唾液進入人體，人就有瘧疾發作的可能。經過一系列繁殖在血液中產生雌、雄配子體。這時如再次被被雌性蚊叮咬，瘧原蟲配子體則在蚊體內進行增殖。待此蚊叮人時子孢子即隨唾液進入人體，在另一個人身上重演上述歷程。這一歷程與水中的毒氣沒有發生任何關係。

沼澤地區只是有利於蚊子的繁殖，當排乾沼澤地的水後，即

【6】美・西格裡斯特著，秦傳安譯，《疾病的文化史》（北京：中央編譯出版社，2009），頁152。

剷除了蚊子的棲息地,由於沒有了蚊子,因此瘧疾也就得到了預防。

巴拿馬運河是一條溝通太平洋與大西洋的國際運河,人們也許不知道這條河與瘧疾有著密切關係。巴拿馬運河1881年動工,1914年開通,1920年通航。這一地區是瘧疾的高發地區,在運河修建過程中,因為大批工人患瘧疾而數次停工。這時英國人羅斯(Ross,1857-1932)經過考察證實了蚊子是傳播瘧疾的元兇,並詳細地研究了瘧蚊的生活史。巴拿馬運河公司得知羅斯的研究成果後開展了大規模的滅蚊運動,消滅了蚊子,控制了瘧疾的傳播,運河修建工作得以順利進行。因此巴拿馬衛生官員盛讚羅斯:「是你的發現使巴拿馬在海峽上建造起運河」,羅斯的貢獻使人類在戰勝瘧疾方面取得了重大進展,因此他榮獲1902年諾貝爾醫學獎。【7】

認為天花來自胎毒而產生了人痘種植,認為沼澤中冒出毒氣而填平沼澤從而防止了瘧疾的肆虐,這兩個例證都是由並不正確的理論指導而產生的正確的預防手段。這說明了科學發明的複雜性,由此也要求我們對於醫學手段不能滿足有效,更要給予更加科學的解釋。同時還要求我們對於那些曾經導致有效實踐的一些理論,也要科學的對待,不能去尋找現在科學已經證明原本虛無的天花「胎毒」、瘧疾「毒氣」這樣的致病因素,乃至人體的一些功能、結構。

【7】楊莉編,《疾病或被改變中的生命史諾貝爾生理學或醫學獎獲得者100年圖說》(重慶:重慶出版社,2006),頁7。

7、子午流注與12宮放血

子午流注

　　子午流注這一理論出自南唐何若愚所著《子午流注針經》一書。子午是指干支計時法的兩個時間，子時相當於24小時計時的23點到次日淩晨1點，午時相當於中午11時到13時。該理論認為，體內氣血宛如流水一樣在體內運動，隨著時間的不同，各經氣血盛衰有固定的時間，一定的穴位在不同日期、固定時辰氣血最盛，過了這個時辰就逐漸衰減。按此理論實施治療，補法則在衰減後針刺某個穴位，實施瀉法則在氣血盛時針刺。概括為「逢時為開，過時為合，定時開穴，以調和陰陽。」【1】以此來糾正機體的偏盛偏衰，治療疾病。

　　靈龜八法又稱奇經納甲法，它是將《易經》八卦九宮理論和天干地支結合在一起，確定穴位氣血的盛衰。此法是由八脈八穴基礎發展而來，這一方法是十三世紀竇漢卿（1196-1280）首先提出，明朝人《針灸大全》首次提出「靈龜八法」的名稱。【2】

【1】楊長森等，《針灸治療學》（上海：上海科學技術出版社，1985），頁195-196。

【2】前引楊長森等，《針灸治療學》，頁217。

　　不論是按子午流注理論，還是按照靈龜八法理論實施針灸，都需要複雜的計算，以確定何時何地取哪一個穴。

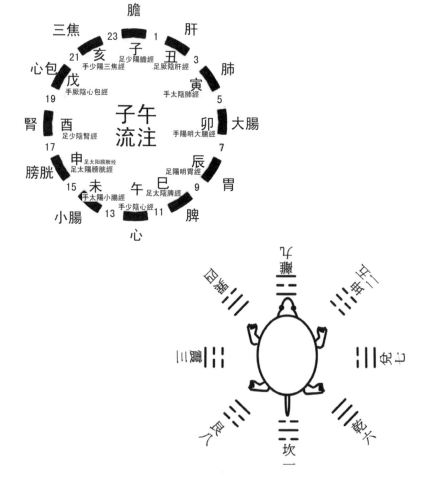

靈龜八法

十二宮放血

十三世紀的歐洲星相學盛行，這一理論按中國的說法也是一個典型的天人合一理論。星相學理論一方面將星體和人的體質聯繫起來。如太陽控制慢性病，土星同憂鬱相關，月亮控制潮汐和靜脈血液流動，影響出血、腹瀉等疾病。【3】另一方面將十二星座與人體聯繫起來。當時的人們將這種對應關係畫成圖畫，印到許多書籍和日曆上。這一系列對應關係成為當時醫生為病人放血的依據，古代歐洲天文學將天體分為十二個星座，因此這個圖也稱之為十二宮放血圖。

下圖就是當時的一幅標有十二星座和人體關係的圖。頭頂是白羊座，向下是金牛座，兩臂為雙子座，頸部到乳房下部為巨蟹座，接下來依次是獅子座、處女座、天平座、天蠍座、射手座、山羊座、寶瓶座、雙魚座。醫生實施放血治療時，根據不同時間在不同星象位置予以放血。【4】

上述二個相似學說，都產生在十三世紀前後，足見在一定歷史時期人類思維的共性非常之大。范行準先生認為子午流注學說與十二宮學說有一定淵源關係。五代時《玉函經》中有一節：

【3】前引美·洛伊斯·Ｎ·馬格納著，劉學禮主譯《醫學史（第二版）》，頁189。

【4】德·伯恩特·卡爾格·德克爾著，姚燕等譯《醫藥文化史》（北京：三聯出版社，2004）頁150-152。

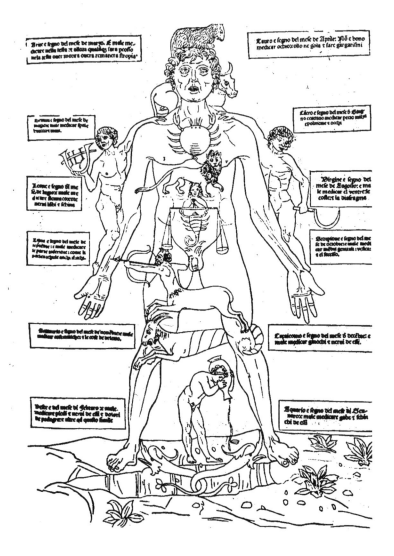

人體與星座的關係圖

圖片來自：http://ihm.nlm.nih.gov/luna/servlet/view/search?q=A030416

絡有十五經十二，上應周天下臨地，

水漏百刻運流行，與周天應為綱紀。

手足陽明江海水，天蠍金牛並豫冀，

太陽手足和清淮，天秤白羊充淮裡，

陰陽人馬對寅申，燕益謂漯水氣深。

太陰巨蟹並摩羯，醜末湖河水難竭，

寶瓶獅子對周齊，汝水三河合應之。

巳上楚女屬雙女，亥上雙魚時掉尾。

　　他認為這是揉合了《靈樞·經水篇》，《淮南子·天文訓》和《大集日藏經》等中西文獻而成。[5]細讀不難看出這是經絡和星座結合的內容。為何此中西早期結合的產物沒有流傳下來？十二星宮怎麼演變成子午流注的？這還留待考證。在科學不發達的時代古人這種探索人與自然的關係無疑是一種有益的探索，今天如不求之與實證，而依此進行繁複運算而實施治療實乃是食古不化，不足取也。早在明朝著名中醫學家馬蒔就對子午流注學說進行了批判，今天如還食古不化，膠柱成說，豈不讓後人恥笑。

【5】王咪咪，《范行准醫學論文集》（北京：學苑出版社，2011），頁226。

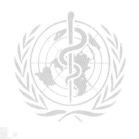

二、臨床實踐

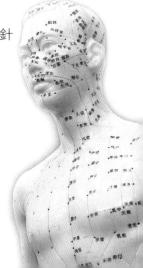

8、拔罐與吸杯術

中國的拔罐療法

拔罐這種療法說家喻戶曉絕不過分，即使自己沒有體驗過，也會見過身邊朋友拔罐治療，看過有些人經過拔罐治療後留下的紅紫色印記。

拔罐又稱之為角法，拔罐療法有著悠久的歷史，馬王堆漢墓出土的《五十二病方》就有記載，唐代王燾《外台秘要》曾有用走罐法治療結核的記載，此後歷代醫籍記載越來越多，治療的範圍也更加廣泛。[1]

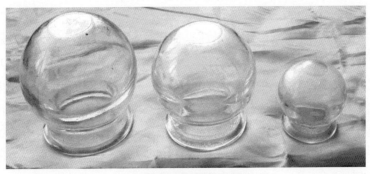

中醫現在應用的火罐

【1】植蘭英，《拔罐療法》（南寧：廣西科學技術出版社，1991），頁1。

　　拔罐是一種非常簡單的治療方法，醫院有專用的器械，一般家庭有購買專用拔罐的，也有用大小不一各種廣口瓶子代替的。一般專用拔罐有玻璃、陶瓷、竹筒等。拔罐就是用一定方法造成罐子內部負壓，產生淤血的一種治療方法。古代多是用燃燒紙屑，棉花等消耗罐子中的氧氣而產生負壓，現代出現了用抽氣法產生負壓的拔罐方法。

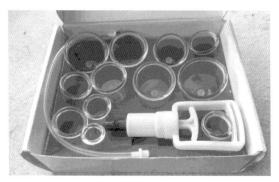

現在應用的抽氣罐

　　拔罐療法通常是將罐吸在身體固定部位（穴位）不動，但是也有在皮膚上塗抹一些油類藥物將罐子在身體上移動的治療方法，此法名為走罐。進行走罐治療多在後背正中線或者左右對稱進行移動罐子治療，按中醫理論是在督脈或足太陽膀胱經進行推走罐治療。為了加強療效有時在需要在拔罐的部位還要塗抹一些藥水或者藥膏，或先針刺留針拔罐，以及先用三棱針放血後拔罐，這些方法一般多是在醫院進行。

　　拔罐可以治療的疾病很多，在民間有「扎針拔罐，病好一半」的說法。概括起來拔罐可以治療的疾病有風濕，各種免疫功能紊亂的病症，蚊蟲叮咬，感冒等感染性疾病。現在還有人將拔罐

用於減肥，保健等。

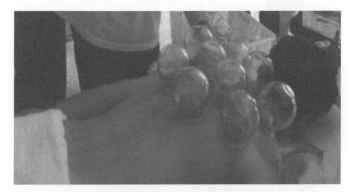

目前仍在中國流行的拔罐療法

西方古代的吸杯術（Cupping）

　　西方也有一種與中國拔罐相同的療法，過去譯為吸杯術，現在有些書中直接譯為拔罐。我覺得翻譯成與中國本土傳統療法名稱一致的拔罐比吸杯術更好。不過本書為了與中國的拔罐區別還是使用吸杯術這個詞。西方的吸杯術療法可以追溯到古希臘古羅馬時代，蓋倫、阿維森納都曾經應用此法治療疾病。吸杯術治療疾病的方法與中國拔罐幾乎一致，同樣是用燃燒的方式產生負壓，讓罐子等器皿吸在皮膚表面產生治療作用。有時還要先將皮膚劃破配合放血療法治療疾病。

　　吸杯術是西方古代常用的治療手段，應用此法可治療許多疾病，中世紀醫生認為被瘋狗咬傷應該首先用此法治療。以至於鼠疫也用此法治療，在歐洲不僅用吸杯術治療疾病，有時還用於預防疾病和保健。

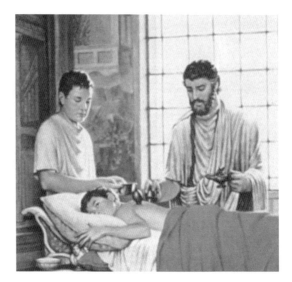

西方古代一名醫生正在給患者進行吸杯術治療

http://ihm.nlm.nih.gov/images/A24485

　　17世紀殖民者將此療法帶到美洲。本傑明·拉什（Benjamin Rush，1745-1813），美國的著名政治家，美國獨立戰爭議會的一員，《獨立宣言》簽名的五位醫生之一。他認為所有的疾病都是腐敗物質的堆積造成的，這些物質可引起血管神經性收縮。用吸杯術等治療是有效排出腐敗物質的方法。[2] 俄國醫學家梅契尼科夫於1883年發現一種細胞具有可以吞噬細菌保護機體的功能，他給這種細胞命名為吞噬細胞，為此他與別人分享了1908年

【2】前引美·洛伊斯·N·馬格納著，劉學禮主譯《醫學史（第二版）》，頁264-265。

諾貝爾醫學或生理學獎。有些醫生受梅契尼科夫理論的影響，在感染周圍用吸杯術治療，期望由此引起局限性水腫吸引眾多保護性巨噬細胞，從而使感染得到治癒。【3】因此吸杯術在19世紀末20世紀初在西方再一次被重視起來。

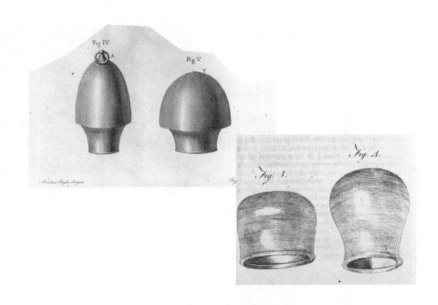

歷史上西方醫生用過的吸杯

上圖來自：http://ihm.nlm.nih.gov/images/A12267

下圖來自：http://ihm.nlm.nih.gov/images/A12082

【3】前引美‧洛伊斯‧N‧馬格納著，劉學禮主譯《醫學史（第二版）》，頁501。

9、放火祛病

中國點火驅蟲防病

中國點火驅蚊防病久已有之，四十年前我在小學讀書的時候，每到仲夏和初秋時節，學校和街道就會組織我們傍晚去街頭點燃一堆堆篝火，目的是驅蚊防病。使用的燃料多是半乾的草，點起來煙很大。這個傳統不知始於何時，最近讀陳邦賢《中國醫學史》看到一幅圖，陳先生考證認為是商周時代的圖畫。陳先生的說明是：「在陝西寶雞鬥雞台出土的商

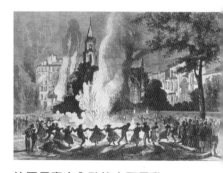

法國馬賽市內點篝火驅霍亂

圖片來自：http://ihm.nlm.nih.
gov/images/A12049

周時代青銅器上就刻有手持掃帚的人物，說明3000年前中國已有清潔環境的活動」圖中一個人拿著掃帚在掃地，一個在灑水，還有一個在用火燒或者是熏。由於中國畫的高度概括性，將用火的動作解釋為用火熏燎以祛病也是可以的。畫的題目是《殷人灑掃火燎防疫圖》，隸書字體的題目無疑是後人加的。【1】本人缺乏考證學的知識，對青銅器和古代繪畫都缺乏研究。但是感覺

【1】陳邦賢，《中國醫學史》（北京：團結出版社，2009），頁334。

不像是商代那麼久遠的繪畫，不過與馬王堆出土的繪畫比較是漢代前後繪畫應該沒有疑問。由此可以證明中國古代點火驅蟲防病歷史已經很悠久。

歐洲點篝火祛病

希波克拉底應該是西方點篝火祛病的鼻祖，西元前430年，雅典發生了可怕的瘟疫。許許多多的人突然發燒、嘔吐、抽筋，身上長膿瘡，不久又引起潰爛、腹瀉。瘟疫蔓延得非常迅速，患病者紛紛不治而亡，城裡到處是屍體，享有盛名的雅典將軍伯裡克利在這次瘟疫中染病而殞命。當時希波克拉底正在希臘北邊的馬其頓王國擔任御醫，得知雅典發生瘟疫的消息，他冒著生命危險星夜兼程趕回雅典。希波克拉底一到雅典即投身瘟疫的救治工作，他調查病情，探索病因，診治病人。在調查中他發現，城裡家家戶戶均有染上瘟疫的病人，唯有鐵匠家無一人染病。由此聯想到，鐵匠打鐵，整天和火打交道，也許火可以防病，於是便在全城各處點起火來，以此制止住了這次瘟疫的蔓延。【2】

此後歐洲留下了點燃篝火祛病防病的傳統，每當有瘟疫流行，政府便組織人力在城市多處點起篝火，以防止瘟疫的蔓延。1865年霍亂在歐洲一些城市流行，許多城市組織人力在市內點燃篝火預防霍亂。【3】

【2】李健，《醫學的100個故事》（北京：新華出版社，2010），頁3-4。

【3】英・羅伊・波特，張大慶，《劍橋插圖醫學史》（濟南：山東畫報出版社，2007），頁24。

10、荒唐的外科

中國古代外科的荒唐行為

中國古代把外科看得既神秘又高深，中國醫學史上地位最高者非張仲景莫屬，但是在民間華佗的名氣遠遠大於張仲景。送給醫生的錦旗常常寫上「華佗在世」，不見有「仲景在世」或者「長沙在世」者。沒有現在麻醉、止血、消毒技術條件下，做手術是很難的事情，經過出血、疼痛兩關後，感染尤其難以解決。為了解決感染的問題，古人想出許多辦法，有些有一定道理，有些今天看來則未免荒唐。

隋唐時代醫學家巢元方撰《諸病源候論》，是中國歷史上最早的論述以內科為主兼及各科病病因和證候的專著。書中難得可貴地記載有1400年前詳細的腸吻合手術。手術的操作是：「金瘡腸斷者……腸兩頭見者，可速續之。先以針縷如法，連續斷腸，便取雞血，塗其際，勿令氣洩，即推內之」，對術後飲食提出「當作研米粥飲之，二十餘日，稍作強糜食之，百日後乃可進飲耳」的要求。[1]整個操作與現在手術方法基本吻合，唯在縫合處塗以雞血實在毫無道理，而且荒唐。

【1】隋・巢元方，宋白楊校注，《諸病源候論》（北京：中國醫藥科技出版社，2011），頁203。

　　清代錢思元輯《吳門補乘》記載一例手術：有一位浙江籍的醫生，來到錢思元的家鄉行醫，這位浙江籍醫生醫術很高明，找他治病的人比肩接踵而來。一天錢思元家中的僕人夜間突然腹痛難忍，找浙江籍醫生診治。醫生說此病不是吃藥針灸能夠治療，需要手術治療。他讓患者躺在床上，給予一種藥物，患者很快就昏昏欲睡。於是切開患者腹部，隨後殺一隻公雞，將雞血滴入傷口處，這時有一個像似蜈蚣頭一樣的病變部位挺立出來，醫生迅速用刀、鉗將其切除，用特製的藥線縫合傷口，患者感覺不再疼痛。對此段文字，學者認為是一例成功的闌尾炎手術。[2]此治療過程麻醉，手術都很成功，唯應用雞血毫無道理。

西方古代外科的荒唐行為

　　古代，西方的外科醫生地位遠沒有現在高，近代以前外科醫生多由理髮匠兼任。希波克拉底宣言中要求他的弟子絕不可以從事外科手術，直到中世紀末期西方許多著名的醫科大學學生畢業時要發誓不做外科手術方能取得畢業證書。[3]因為從事外科的都是地位低下素質不高者，因此有些操作就更加荒唐。

　　在中世紀的手術時，醫生要用葡萄酒、啤酒、雞蛋、蜂蜜製成一種藥液，用這種藥液沖洗傷口，或者覆蓋在傷口上，為了取得更好的療效有時還要加上羊糞。[4]這些荒唐的操作目的卻很

【2】李經緯，《中醫史》（海口：海南出版社，2007），頁337。

【3】前引意·卡斯蒂廖尼著，程之範主譯，《醫學史》，頁315。

【4】前引美·洛伊斯·N·馬格納著，劉學禮主譯，《醫學史·第二版》，頁125。

合理，那就是為了避免感染，有利於傷口癒合。

《外科操作技術》是十五世紀義大利著名外科醫生維戈（1460-1525）的著作，維戈是教皇朱利阿斯二世的御醫。此書在歐洲久負盛名，出版不久即被譯成法、德、英等文字。此書中記載的手術方法中也不乏荒唐的成分。此書認為：傷口是有毒的，所以提倡用燒灼法，或用青蛙、蚯蚓和毒蛇的製成的藥膏治療。【5】

外科手術古已有之，可靠的資料表明在2000多年前人類就開始用外科手術治療疾病，但是在沒有嚴格的止痛、止血、消毒技術前，手術的成

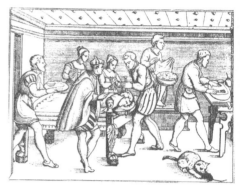

這是16世紀外科手術的場景

畫面上一名醫生在給患者實施顱骨環鑽術，幾名助手在緊張的工作，圖中右下角一隻小貓正在捉老鼠，可以想像在這樣的條件下進行手術，成功的可能性是很小的，這和今天的手術室不可同日而語。

圖片來自：http://ihm.nlm.nih.gov/images/A16417

功率不是很高，許多患者因為術後感染而死去。為了防止術後感染，以利於傷口癒合，早期的外科醫生想出了種種今天看來荒唐的方法。回顧歷史，可以發現今天日新月異的外科也是由昔日的醜小鴨進化而來。

【5】前引意‧卡斯蒂廖尼著，程之範主譯，《醫學史》，頁403。

11、截石術與排石湯

　　結石是一種古老的疾病，其歷史或許和人類歷史一樣久遠。尿路結石是發病率較高的一種結石病。2000多年前祖先已經充分認識到了尿路結石的危害並且找到治療的方法。東西方人在治療尿路結石上分別找到的方法卻有所不同。

古代西醫的截石術

　　以古希臘人為代表的西方治療結石主要以手術治療為主，這種手術古代稱之為截石術，此手術只能治療膀胱結石。希波克拉底宣言中告誡學生：

　　為維護我的生命和技藝聖潔，我決不操刀手術，即使尋常之膀胱截石，亦責令操此業之匠人。[1]

　　這一方面說明結石手術在希波克拉底年代已經很普遍，另一方面說明那時外科醫生地位很低，內科醫生認為從事外科的人多是一些僅有技術的工匠，而沒有學問。

　　截石手術的方法是醫生從陰囊和肛門間橫行切口進入膀胱取石，此方法一直延續到18世紀初。1720年才出現經腹部切口進

【1】前引古希臘希波克拉底著，趙洪鈞等譯，《希波克拉底文集》，扉頁。

入膀胱取石的方法，而到19世紀，此種手術開始普及，古老的截石術畫上了句號。但是其手術體位成為一種經典手術體位──截石位。這一體位現在廣泛適用於婦科、肛腸科手術。【2】

古希臘時代截石術雖然已經比較普遍，但是成功的概率不是很高。成功的手術必須具備止血、止疼、抗感染的條件，而2000多年前這些都不具備。不具備上述能力就可能出現嚴重疼痛性休克，失血性休克，感

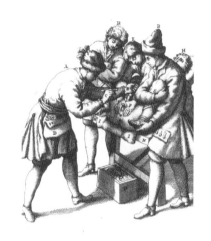

西方古代的截石術

圖片來自：http://ihm.nlm.nih.gov/
images/A13585

染。這些都可能引起患者死亡，這也許是希波克拉底要求其學生不從事截石術的一個原因。19世紀末，人類解決了手術的止血、止痛、抗感染的問題，為結石病手術掃除了障礙。

古代截石術只能取出位於膀胱中的結石，其它位置的尿路結石古代西方沒有理想治療手段。以至於蒙田（Montaigne，1533—1592，十六世紀法國思想家）多年忍受腎結石的痛苦。蒙田在《病重》一文中寫道：

我在和疾病作鬥爭，患的是最糟糕、最突如其來、最痛苦、最

【2】http://baike.baidu.com/view/716686.htm。2013年7月7日19時。

致命、最無可救藥的病症（注：指腎結石絞痛）。【3】

中醫的排石湯

中醫與西醫走了一條完全不同的道路，中醫發現這種病後，主要是採取內服藥物排出結石的治療方法。

2000多年前張仲景（約西元150—約西元215年），在《金匱要略》中就專設《消渴小便不利淋病脈證並治》，其中有如下記載：「淋之為病，小便如粟狀，小腹弦急，痛引臍中。」【4】中國古代所言之淋病不是今日屬於性病的淋病，而是指排尿不暢的一類疾病，結石病中醫稱之為石淋、砂淋。張仲景選用滑石、白魚（不是魚，又名衣魚，是一種像魚一樣的小型昆蟲）、茯苓、蒲灰（古代用藥不一、有用香蒲燒成灰的，有用蒲黃的、還有用敗蒲席灰的）、茯苓口服治療。【5】仲景的治療原則和現代治療原則基本一致，溶石、利尿。溶石可以讓結石由大變小，利尿有利於結石排出。張仲景時代組成的排石方劑應該有一定療效，但是還不夠理想，後世人們在仲景治療原則基礎上不斷探索，宋代出現了治療效果較好的八正散。此方收載在《太平惠民和劑局方》，組成為車前子、瞿麥、扁蓄、滑石、山梔子仁、甘草炙、木通、大黃面裹煨、燈心草。從現代藥理學角度闡述，此方囊括了溶石，利尿、抗

【3】法·蒙田著，梁宗岱譯，《我不想樹立雕像》（北京：光明日報出版社，1996），頁196。

【4】李克光，《金匱要略講義》（上海：上海科學技術出版社，1985），頁153。

【5】前引李克光，《金匱要略講義》，頁155。

感染的藥物。車前子、瞿麥、扁蓄、木通具有很好利尿作用；梔子仁、大黃具有很好的抗感染作用。有人用八正散與西藥治療尿結石進行比較。用八正散治療組66例總有效率93.9%，西藥對照組21例總有效率52%。【6】結石往往造成泌尿道機械損傷進而誘發感染，這也是結石發作時高燒的一個原因。由於古代沒有現在的診斷技術，因而有時將結石引起的高熱，排尿不暢也稱之為熱淋，用現代醫學進行分析，古代所指熱淋有一部分應該是結石。宋代之後治療結石的方劑進一步加減化裁，發現了治療結石效果較好的石韋、金錢草等藥物，組成了療效更理想的石韋散。現在治療結石的專家門診，專業醫院所用之方藥也多以上述方藥為核心，結合各自臨床經驗根據患者具體情況辨證施治。

所有的尿路結石都可以通過服用中藥得到治療，這和西醫古代截石術不同，當然今天西醫各種結石都可以通過手術治療。但是在蒙田的時代還是做不到的，如果蒙田當時能到中國找中國醫生治療或許不必忍受疾病的折磨。

由中西醫治療結石選擇的治療手段可以窺見中西醫區別之一斑。中醫擅長內科，盡量用內服藥物治療疾病。西醫擅長外科，總是希望直達病所，取出致病物質或去除疾病。任何一種治療手段都不是盡善盡美的，口服治療結石有效率也並非100%，因為個體差異等也有服藥無效者；手術治療無疑對患者造成創傷，而且還會伴有多種併發症。具體患者的治療還應在醫生指導下選擇，我個人是趨向于保守的中醫治療，當然必要時也不排斥手術治療。

【6】徐小平，《中藥方劑藥理學》（北京：軍事醫學科學出版社，2010），頁411。

12、金針撥障

　　生活在西元前600年的妙聞（Susruta）是印度醫學的鼻祖，在世界醫學史上有「印度的希波克拉底」之稱。妙聞是中國古時的譯名，音譯名是蘇斯拉他。傳說妙聞曾在喜馬拉雅山的一所休養所裡從師學醫。他是印度學者檀梵多利的弟子。印度的外科學起源很早，妙聞是當時的著名外科學醫生，他的外科手術獨到，並精心設計了各種外科器械，著作收在《妙聞集》中。

　　妙聞已經具有了一些初級消毒的觀念，在手術以前，他都要洗手、刮鬍子、與病人一同蒸溻浴以達到消毒的目的。

　　白內障是一種常見眼病，尤其以老年人居多，此病是晶狀體蛋白質變性而發生混濁。這時光線被混濁晶狀體阻擾無法投射在視網膜上，因此表現為視物不清，嚴重時失明。

　　古印度人在2600多年前就發明了治療白內障的手術方法，妙聞就是一位擅長此手術的醫生。每當手術時，他先讓患者的眼睛達到溫熱狀態，並用拇指輕輕搓揉。然後讓助手按住患者的腦袋，自己用一種特製的針刺破白內障，讓裡面的病變濁液流出來，最後敷上藥棉。幾天以後取下敷在眼部的藥棉患者就可以重新看到光明了。[1]

【1】李健，《醫學的100個故事》（北京：新華出版社，2010），
　　頁17-19。

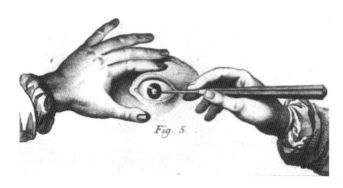

西方的白內障手術（即金針撥障）示意圖

印度的眼科手術一路東傳到中國，一路經過中東傳到歐洲。

此圖是歐洲醫生手術的示意圖。

圖片來自：http://ihm.nlm.nih.gov/images/A14326

金針撥障傳到中國

此手術方法一路經過中東傳到了歐洲，一路經印度的僧人將此手術傳到中國。由於此手術是用特殊的針實施，因此傳到中國後，將此手術稱之為金針撥障。

金針撥障療法最早見於唐代王燾的《外台秘要》一書中。王燾所著《外台秘要》卷二十一專論眼部疾病，卷首引用《天竺經論眼》作為總論。書中還轉載《龍樹眼論》等印度眼科醫書的內容。書中記載有針對白內障手術的「針撥術」即後世的金針撥障。《宋史》仍載有《龍樹眼論》，明代時改為《龍樹菩薩眼論》。[2] 由此可見金針撥障療法是源自印度的一種眼科手術。

【2】廖品正，《中醫眼科學》（上海：上海科學技術出版社，1986），頁2。

但是在唐朝時中國醫生掌握此技術的還不是很多，此手術主要還是由印度醫生來做。唐朝大文學家劉禹錫曾經患白內障，一個讀書人患上此病，嚴重影響讀書寫字，因此他異常的痛苦。一位來自印度的僧人用金針撥障的手術治療好了他的白內障，為此劉禹錫特賦詩一首——《贈眼科醫婆羅門僧詩》。

> 三秋傷望眼，終日哭途窮；
> 兩目今先暗，中年似老翁。
> 看朱漸成碧，羞日不禁風；
> 師有金篦術，如何為發蒙。[3]

唐朝後中國醫生對此治療技術不斷消化吸收，並進行了改進，成為了中醫的一種治療技術。今天許多人已經不知道此技術是源於印度了。

唐由之是當代著名中醫眼科專家，1958年他在結合現代醫學基礎上進一步改進了金針撥障的技術，1968年起先後設計了針撥套出術、針撥吸出術等治療白內障的手術方法，並已在臨床中得到應用。這些技術都收載到他所著的《中西醫結合手術治療白內障》一書中。1975年主持了毛澤東白內障手術，並擔任主刀醫生。當時應用的就是經過改進的金針撥障治療技術[4]、[5]。

【3】沈福偉，《中西文化交流史·第2版》（上海：上海人民出版社，2006），頁175。

【4】崔月犁等，《中國當代醫學家》（長春：吉林科學技術出版社，1987）頁479-481。

【5】李經緯，《中醫史》（海口：海南出版社，2007），頁407。

13、從種人痘到種牛痘

　　天花是一種烈性傳染病，歷史上曾經給人類帶來數次大的災難，在與天花鬥爭過程中，中國人認識到天花的發病規律——人一生只感染一次天花。在此基礎上發明了人痘種植技術。

中國古代的人痘種植

　　人痘種植技術是以毒攻毒、引毒外出理論為基礎發明的。早在西元三世紀葛洪《肘後方》即記載「療狂犬咬人方，仍殺所咬犬，取腦敷之，後不復發。」這是中國免疫思想的萌芽。[1]唐代孫思邈《備急千金方》記載有「治小兒疣目方：以針及小刀子決目四面，令似血出，取患瘡人瘡中汁、黃膿敷之，莫近水三日，即膿潰根動自脫落。」[2]可見在唐朝時已經有取瘡的膿汁外敷治病方法。《本草綱目》載有：「用白水牛虱一歲一枚，和米粉作餅，與小兒空腹服……終生可免於痘毒。」[3]這在免疫接種上又邁進一步。

【1】前引李經緯等，《中醫學思想史》，頁515。

【2】張作記等，《藥王全書》（北京，華夏出版社1996），頁95。

【3】明・李時珍，《本草綱目》（北京：人民衛生出版社，1982），頁2292-2293。

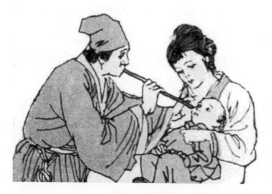

中國古代接種人痘

　　古人認為母親懷孕時感受各種毒邪，孩子出生後在一定外因誘導下毒邪外洩發作就是成為痘瘡。因為來自先天故名天花。因天花一生僅出一次，《醫宗金鑒》：「夫痘，胎毒也，伏與形之始，因感而發，為生人所不能免。」在此基礎理論指導下，古人設想既然胎毒人生必出，那麼想一種辦法人工引邪外出，就可免於嚴重的痘瘡不是更好嗎，這就是人工種痘的初衷。李經緯先生認為中國在11世紀初已經開始應用人痘種植。16世紀時文獻中已有明確記載。到17世紀康熙年間已開始在貴族中推廣人痘種植。【4】

　　古代種痘有痘漿法、痘痂法、痘衣法。痘漿法是將患兒痘皰挑破取痘中漿液給正常兒童接種。痘衣法是將患兒內衣脫下，給正常小孩穿上。前者危險很大，後者感染率較低。後世被醫家廣為採用者為痘痂法，此方又分水苗法和旱苗法。水苗法是將患兒出痘的瘡痂取來，放到瓷器內，研細，加少許水即成豆苗，用新

【4】前引李經緯等，《中醫學思想史》，頁521。

棉裹豆苗塞入鼻中，男左女右，根據兒童年齡放置6—12個時辰後取出。經過發燒、出痘、結痂大約歷經20天時間一場輕微的天花即可痊癒，此後將終生不再擔心得天花。旱苗法是取少量痘痂用細銀管按男左女右規則吹入鼻中，餘同上法。相較而言水苗好于旱苗法，後世應用最廣的是此法。後世此方不斷完善，由開始直接取患兒的痘瘡痘痂，到經過人工數次傳種減毒育苗，在沒有現代微生物學、免疫學知識的時代，已經逼近了現代疫苗接種的操作要求。【5】

琴納改良後的牛痘種植術

　　許多史書將西方種痘的榮譽給予了琴納（Edward Jenner，1749—1823）。事實是琴納之前在西方就已有種植人痘案例，有可靠的資料表明最早是一位西方商人將中國的人痘種植技術傳到西方。

　　1700年一位英國商人致信英國皇家學會，詳細介紹中國人種痘技術，他在信中說：「打開天花患者的小膿皰，用棉花吸沾一點膿液，並使之乾燥……然後放入可患天花人的鼻子裡。」遺憾的是此信並沒用引起英國醫學界的重視。【6】若干年後英國駐土耳其大使夫人成為將接種人痘方法引入英國的第一人。大使夫人名字叫瑪麗·蒙塔古（1689-1762），她是一位浪漫、好追求新奇且喜歡探索的女性。她在土耳其看到接種人痘，對此很感興趣，於是讓一位土耳其人給自己的兒子愛德華接種了人痘，使館醫生將

【5】前引李經緯等，《中醫學思想史》，頁521-524。

【6】前引李經緯等，《中醫學思想史》），頁528。

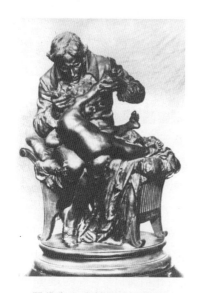

琴納為兒童接種牛痘雕塑

圖片來自：http://ihm.nlm.nih.
gov/images/B15676

愛德華接種人痘的過程寫成論文報告給了皇家學院。大使夫人回國後第二年即1721年，英國天花大流行，她又為自己的女兒接種了人痘。大使夫人通過私人關係向英國王室宣傳此項可以預防天花的技術。不久王室在犯人身上做了實驗，證明人痘接種安全可靠。一年後威爾士王子的女兒接種了人痘，此後人痘接種開始在英國流行。1789年人們為大使夫人立碑紀念她為英國引進人痘種植技術。【7】

那麼琴納對於天花的預防又作了哪些貢獻呢？

琴納對於天花預防的貢獻可以概括為三點：進一步認清了發病規律；用實驗證明人一生只能患一次天花；發明牛痘接種。琴納學醫時對接種人痘已有所瞭解，為此請教過他的老師約翰·亨特，亨特建議他不要盲從，要求之於實驗。琴納行醫後開始對天花的發病規律進行認真的觀察。1793年他寫了一篇論文《牛痘病因和影響討論》，在此文中他首次認識到天花與牛痘的關係，並認識到天花可以在人畜之

【7】前引美·洛伊斯·N·馬格納著，劉學禮主譯《醫學史·第二版》，頁316-317。

間傳播。此後他進一步做牛痘傳播實驗。1796年他從一個擠奶女工手上的牛痘瘡上取出膿液,接種到一個8歲男孩手臂上,一周後男孩出現不適,但幾天後即恢復正常。不久,琴納第二次給這個男孩接種取自牛痘瘡的膿汁,結果,男孩沒有出現任何不適,表明這名男孩獲得了天花免疫力。琴納由此實驗得出結論:一個預先感染過牛痘的人將「永遠不會患天花」。[8]在此之前人們認為一生僅患一次天花的結論來自觀察,而不是來自實驗的證明。這一點是琴納對於科學的最大貢獻。琴納為將自己的接種方法與傳統的人痘接種相區別,把自己的方法命名為牛痘接種。

1800年時,歐美國家已經廣泛接種牛痘,經過10年時間此項技術傳遍了世界,[9]人類從此結束了直接接種人痘的歷史。1958年世界衛生組織開始施行消滅天花計劃,[10]各國逐漸開始給未出天花的人接種牛痘。經過20多年的努力,1979年12月世界衛生組織宣佈「全世界已經消滅天花」。[11]這是人類有史以來消滅的第一個傳染病。現在全世界已經不再接種牛痘,也不必擔心感染天花。

【8】前引美・洛伊斯・N・馬格納著,劉學禮主譯《醫學史・第二版》,頁321

【9】前引美・洛伊斯・N・馬格納著,劉學禮主譯《醫學史・第二版》,頁321-322。

【10】前引美・洛伊斯・N・馬格納著,劉學禮主譯《醫學史・第二版》,頁325。

【11】前引美・洛伊斯・N・馬格納著,劉學禮主譯《醫學史・第二版》,頁326。

14、小夾板固定溯源

古希臘的小夾板固定

目前醫學史所載最早的小夾板固定見於《希波克拉底文集》。此書中在外科論、骨折論中多次提到夾板固定的方法，使用注意事項等。

例如「外科論」談及外傷的包紮時有如下論述：

永久性體位包紮要包紮得柔軟、光滑，用足跟或臀部加壓使骨折突出減緩，使之既後曲（裂出?）也無畸形。全腿應用中空的夾板不如將夾板分為兩半截用。夾板有治療作用但也有明顯的缺點。【1】

在「骨折論」中論述的夾板的應用更為詳細，茲舉幾例關於手部的骨折時，論述如下：

用繃帶捆紮夾板時，夾板應恰好繞肢體一圈。捆紮時應盡可能鬆而均勻。這樣，多餘的夾板對肢體便無壓力。捆紮之後，疼痛

【1】 前引古希臘・希波克拉底著，趙洪鈞等譯，《希波克拉底文集》，頁145。

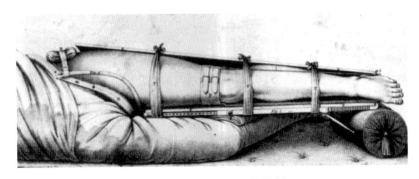

西方用夾板固定的股骨骨折

圖片來自：http://ihm.nlm.nih.gov/images/A14385

及隨後的緩解情況與此前用繃帶包紮後無異。而後，至第三天，病人說捆紮鬆了，這時方可真的捆緊一些，而且主要是緊骨折部位，其它地方仍宜稍鬆。

骨折突出部位的夾板應較厚，但不要太厚，應特別注意不要在拇指一線上放夾板，而應放在兩側，也不要在小指側腕部骨凸起部放夾板，而應在其兩側。若放在這些地方，確對骨折有利，但應將夾板削短一些，使其末端夠不到骨突起部，否則會引起潰瘍和肌腱裸露。夾板應每三天稍稍捆緊一次。要記住放置夾板是為了固定包紮物，而不是為了加大壓力。【2】

關於股骨骨折時的論述是：

應在充分牽引下，整複股骨。整複和使用繃帶與其它骨折處

【2】前引古希臘‧希波克拉底著，趙洪鈞等譯，《希波克拉底文集》，頁171。

理原則相同。患者的反應與整複其它骨折時也相同。要同樣更換包紮及使用夾板。四十天內股骨便長結實。[3]

　　希波克拉底時代的骨傷科已經很發達,這也許與古希臘人崇尚運動密切相關。書中記載的方法無論從科學性還是實用性講都值得讚譽。關於夾板固定,《希波克拉底文集》的譯者趙洪鈞先生認為:「處理骨折使用夾板、……均幾乎與我們今天的做法相同。」[4]

中醫最早的記載

　　中國人認為骨折後用小夾板固定這是中醫的一種傳統療法,或曰特色療法。40年前筆者讀小學時,在我們那個小縣城所見到的骨折患者都是用小夾板固定,而且記得那時骨折大多找中醫治療,很少去找西醫治療。

　　小夾板固定最早出自五代時《藺道者仙授理傷續斷方》,藺道人(790-850)是唐末的一位僧侶。有人說他是道士,有人說是和尚,還有說是景教(唐朝對基督教聶斯托利派的稱謂)徒。[5]、[6]唐朝末年經濟衰退,加上宗教之間的互相抵觸,因

【3】前引古希臘・希波克拉底著,趙洪鈞等譯,《希波克拉底文集》,頁179。

【4】前引古希臘・希波克拉底著,趙洪鈞等譯,《希波克拉底文集・譯者序言》,頁6。

【5】前引李經緯等,《中醫學思想史》,頁329。

【6】馬伯英,《中國醫學文化史・下卷》(上海:上海人民出版社,2010),頁303。

此有人上書朝廷廢除佛教，改變「不務農桑，空談彼岸」「僧徒日廣，佛寺日眾」的現狀。於是唐朝會昌年間（841-864）年，朝廷廢佛。此次廢佛拆毀關閉了大量寺院，數以萬計的出家的僧侶還俗從事農業生產。此次廢佛所涉及到的宗教不僅是佛教，還有大秦景教。

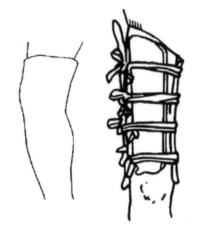

下肢骨折不同方式固定示意圖

左側為石膏固定，

右側為小夾板固定。

還俗的僧侶有許多是身懷絕技之人，藺道人就是其中之一。會昌廢佛後，藺道人離開長安，來到江西宜春縣一個叫鐘村的小山村隱居生活。鄉鄰只知道他是一位出家人，其他一概不知，他也很少和村裡人來往。村裡只有一位彭姓人家和他接觸較多，時常給他一些幫助。一天彭姓人家的兒子去山裡砍柴不慎跌傷，造成多處骨折，身懷絕技的藺道人見曾經一度幫助過自己的彭家兒子跌成重傷，不得不拿出自己的骨傷科絕活，為彭家兒子治病。經過藺道人精心的醫治，不久彭家的兒子得到康復。此事很快傳開來了，找藺道人看病的越來越多。藺道人喜歡隱居生活，不願顯露江湖，於是他將自己的醫術寫成書名之曰《理傷續斷方》交給了彭家，從此遠遁山林，不知所終。由於人們對藺道人的身世知之甚少，書寫完後飄然而去，因此有人認為他是仙人，因

此後世將此書又稱《藺道者仙授理傷續斷方》。[7]

　　《理傷續斷方》是中醫骨傷科一部重要的文獻。該書對於骨傷的分類、復位、藥物治療、康復等的論述都具有很高的科學性和實用性。尤其是對於杉木皮固定骨折記載尤其詳細。書中記載道：

　　凡夾縛用杉木皮數片，週四緊夾縛、流開一縫，加縛比三度，縛比要緊。

　　夏三兩日，冬五三日解開。[8]

　　上述可見西醫與中醫都曾應用夾板固定骨折。現在西醫的石膏固定骨折是近200年才發明的方法。這種夾板固定骨折是古希臘人和中國人分別發明的呢？還是西方發明後東傳進入我國的呢？這還是值得學術界探討的問題，馬伯英先生考證認為中國的小夾板固定術源于古希臘的夾板固定術。他認為藺道人是一位來自中東一帶的景教徒，正是這位景教徒將古希臘的夾板固定骨折的技術傳到了中國。不論是古希臘人和中國人分別發明，還是中國人學習了西方的技術，有一點最為關鍵，這並不是中醫所獨有的特色。

【7】前引李經緯，《中醫史》，頁149。

【8】前引李經緯，《中醫史》，頁149-150。

15、胸部疾病的診斷

中國古代驗透與聽診

在沒有X光透視，更沒有CT等現代影像設備的時代，診斷胸腹部疾病極其困難。外傷或者嚴重瘡癤是否導致氣胸，是否有生命危險都是診治的難題。

首先破解這一難題的是唐代孫思邈。孫思邈在《千金方》記載一種他發明的「驗透膈法」，就是驗證外傷或者嚴重瘡癤等外科感染是否已經累及胸腔，引起氣胸。其方法是用竹膜或薄紙封住患處，讓病人做深呼吸，如果紙不動則未透胸膜，沒有造成膿胸或氣胸，如果紙隨呼吸運動則說明已經造成膿胸或者氣胸。【1】

孫思邈之後400年左右宋朝時出版的《衛濟寶書》是宋代一部外科著作，作者東軒居士（約1101-1110）。此書是一部很有創造性，創新性的書，代表了宋代的外科水準。此書「驗透胸膜法」改進了孫思邈的方法，診斷更加詳細。書中記載：

試法論，瘡已潰，須用好厚紙，作一合索撚子，撚入看分數。如背上自肝腧以上，試直入無偏斜，及一寸三分者為將通，十全三四，過此不治。雖過數而精神強者，須以竹膜一片，可覆瘡口。密者，先擇一淨明室中，以水濕創口四旁，然後覆竹膜，在靜看其

【1】前引李經緯，《中醫史》，頁141。

動，似氣之搜，搜者已通矣，非風非扇，而與呼吸相應，十死不治，此無可療。

並進一步指出「背潰，皆以此法試，至妙。如無竹膜，可糊合為之」此所述之法鑒別胸背部化膿性感染是否穿透胸膜方法。【2】

中國古代也曾有聽診木，一端放在患者身上，一端放在醫生的耳邊聽取胸腹腔的聲音以診斷疾病，這無疑是聽診器的先祖。【3】遺憾的是這種聽診木失傳了，我們無法知道它是一個實木圓棍，還是一個中空的木筒。

西方由直接聽診到聽診器的誕生

利爾波德・奧恩布魯格爾（Leopold Auenbrugger，1722-1809）是奧地利著名醫生，31歲時已經是維也納很有名氣的醫生，曾經當過王室的御醫。一次偶然的事件讓他發明了叩診法而名垂青史。一天他的一個患者死去了，解剖這屍體時發現，死者胸腔內已經充滿了膿液。面對死者的屍體他深深的感到內疚，為自己不能準確的判斷病情進而給予恰當的治療而歉疚。他進而思考如何能夠準確的判斷患者胸腔疾病的狀態呢？這時他想起了兒時的事情，他的父親是一位酒店的老闆。奧恩布魯格爾小的時候經常跟隨父親去酒庫，父親逐一敲擊酒桶，根據酒桶發出的聲音判斷酒桶中酒量多少。奧恩布魯格爾由此產生了靈感，是

【2】前引李經緯，《中醫史》，頁200。

【3】朱文峰中醫診斷學38講，豆丁網http://www.docin.com/
　　p-634297497.html，2013年7月8日。

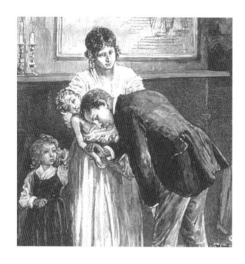

沒有發明聽診器前
醫生直接聽診

圖上一位醫生，正在將耳朵緊貼在一個患病的幼兒胸部聽病人的迴響聲，以確診疾病。

圖片來自：http://ihm.nlm.nih.gov/images/A21379

否可以敲擊患者的胸背部就可以知道胸腔積液的情況呢？他在屍體上經過無數次試驗，歷時7年發明了叩診法，於1761年發表了《用敲擊胸腔的方法發現胸部隱蔽疾病的新發明》，但是50年後這一方法才得以廣泛實施。後來由此演變出直接貼在患者身上聽胸腔聲音診斷胸部疾病的診斷方法。[4]

　　直接貼在患者胸背部聽診的方法解決了無法瞭解胸腔、心、肺功能疾患的診斷問題，但是也存在嚴重的不足。那就是診斷不方便，尤其是男醫生為女患者診斷時更不方便。

　　1816年的一天，著名的醫生雷奈克（Rene Theophile Hlaennec，1781-1826）正在給年輕的女士看病。雷奈克聽完病人的病情介紹後，懷疑她患的是心臟病。按照當時的方法只能直

【4】前引德·伯恩特·卡爾格-德克爾著，姚燕等譯，《醫藥文化史》，頁274。

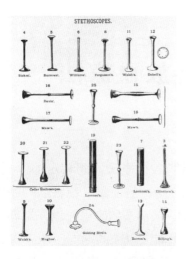

早期的聽診器

圖片來自：http://ihm.nlm.nih.
gov/images/A16239

接將耳朵貼在患者胸部聽診才能診斷心臟的病情。然而面對年
輕的女士雷奈克感到非常尷尬。他忽然想起物理學上的實驗：
如果將耳朵貼在空心木筒一側，就能聽到另一側發出的聲音。這
個實驗給了他靈感，這時看到了桌子上的厚紙，於是他拿起一張
紙卷成一個筒。他將這個紙筒的一頭進貼在病人的胸部，另一
頭貼在自己的耳朵上。這時他聽清晰地聽到了患者的心跳聲，而
且效果比直接貼在胸部還清晰。此後他專門做了一個空心的木
筒，用作看病時的聽診用。這就是第一個聽診器。這個聽診器的
形狀很象一個笛子，所以醫生就叫它「醫生之笛」。 後來經過不
斷的改進有了今天我們見到的聽診器。【5】直到1890年發明X光
機前，聽診器一直是西醫最重要的診斷儀器。聽診是胸腹部疾
病的重要診斷手段。

【5】前引羅伊・波特主編，張大慶主譯，《劍橋插圖醫學史》，
　　頁110。

16、中外放血療法

　　放血療法是用針具或刀具刺破或劃破人體特定部位,放出少量血液治療疾病的一種治療方法。放血是一種古老的醫療手法,其歷史可以追溯到石器時代。最初人類的祖先也許是偶然在勞動中劃傷了身體某個部位,出血後以往的病好了或者得到緩解。後來生病時有人就主動的用石頭劃傷皮膚放出一些血,以期得到治療。經過數千年的流傳就形成了原始的放血療法。後來東西方產生了陰陽五行、四體液學說等醫學理論,古代的學者開始用理論來指導放血療法。

中醫的放血療法

　　關於放血療法《黃帝內經》有如下記載:「凡治病必先去其血」[1]「菀陳則除之,出惡血也」[2]「刺絡者,刺小絡之血脈也」[3] 「心疝暴痛,取足太陰、厥陰盡刺去其血絡」[4]

【1】前引《黃帝內經素問》,頁155。

【2】前引《黃帝內經素問》,頁281。

【3】河北中醫學院校釋,《靈樞經校釋・上冊》（北京:人民衛生出版社,1982）頁161。

【4】前引河北中醫學院校釋,《靈樞經校釋・上冊》,頁428。

　　相傳扁鵲在百會穴放血治癒虢太子「屍厥」，華佗用針刺放血治療曹操的「頭風症」。唐宋時期，本療法已成為中醫大法之一。《新唐書》記載：唐代御醫用頭頂放血法，治癒了唐高宗的「頭眩不能視症」。宋代已將該法編入針灸歌訣「玉龍賦」。金元時期，張子和在《儒門事親》中的針灸醫案，很多是針刺放血取效，並認為針刺放血，攻邪最捷。明清，放血治病已甚為流行，針具發展也很快，三稜針已分為粗、細兩種，更適合臨床應用。楊繼洲《針灸大成》較詳細地記載了針刺放血的病案；葉天士用本療法治癒喉科疾病；趙學敏和吳尚先收集了許多放血療法編入《串雅外編》《理瀹駢文》中。【5】內經成書時代放血的量很大。後世中醫放血療法形成了兩種方式，一種是在特定穴位放血量小的治療方法，另一種是放盡惡血放血量較大的治療方法。

　　近代，尤其在民間仍廣泛地應用放血療法。目前中醫採用的放血療法多是放血量較少的治療方法，一般在特定穴位放血多則幾毫升，少則幾滴。

　　放血療法治療疾病比較廣泛，小到感冒發燒，頭痛腦熱，大到急病重症都可以用放血治療，常常使用放血治療會起到峰迴路轉的功效。筆者用少商、商陽穴放血治療咽喉腫痛屢試不爽。

西醫放血

　　四體液理論誕生後，古代西醫認為生病與多血相關，因此主張放血治療，因為是多血導致疾病，因此放血量比較大。其放血

【5】放血療法http://baike.baidu.com/view/623215.htm，2013年7月8
　　日。

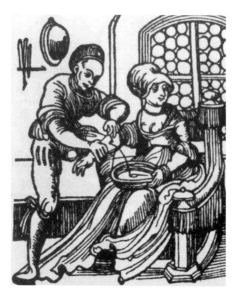

正在給一位女患者放血

圖片來自：http://ihm.nlm.nih.gov/images/A30205

方法有時用特殊的道具，有時用吸杯術（即相當於中國的拔罐放血），還有直接用水蛭吸血的。

　　古希臘人認為血在四種體液中是占主導地位的，蓋倫認為血是人體產生的，經常「過剩」。蓋倫在其《治癒的方法》等著作中認為放血可以治療很多疾病。關於如何放血，放多少血，在何處放血蓋倫都有詳細要求。【6】

【6】前引美・洛伊斯・Ｎ・馬格納著，劉學禮主譯，《醫學史・第二版》，頁110。

中世紀前，放血的實施者都是教堂的僧侶，到教皇亞歷山大三世在位時才把這個光榮的任務交給了民間，具體的講是交給了理髮師。現在理髮店招牌旋轉的紅藍白筒子，紅色表示是動脈血，藍色就是靜脈血。理髮師們發展了一整套的放血操作規程和工具，切割血管的刀片叫「柳葉刀」，世界著名的醫學雜誌「柳葉刀」之名就是源自於最初用來放血的刀片。

在歐洲非常流行的放血療法隨著殖民者傳到了美洲大陸，美國著名的醫生本傑明・拉什（Benjamin Rush）就是放血療法的推廣者和實踐者，本傑明・拉什是在美國獨立宣言上簽字的五位醫生之一。[7]

由於大量的放血，也曾出現過不少事故。

美國開國總統華盛頓就是因為大量放血不當而離開人世。華盛頓是一位放血療法的狂熱信奉者，1799年12月14日華盛頓生病，醫生在二天之內先後分幾次給他放血，總共放掉了46盎司左右的血，約1.3升左右，這個血量大約是成人總血量的三分之一。當天晚上華盛頓就逝世了。據後人研究華盛頓患的不過是普通的喉與氣管的感染，要不是放血過多，不至於送命。[8]

現在西方主流醫學已經逐漸淘汰了放血療法，只是在民間還有應用。

【7】前引美・洛伊斯・N・馬格納著，劉學禮主譯，《醫學史・第二版》，頁264。

【8】前引美・洛伊斯・N・馬格納著，劉學禮主譯，《醫學史・第二版》，頁267-268。

17、中外庸醫誤用發汗

中國醫生誤用發汗治病

汗、吐、下、和、溫、補、清、消是中醫治療疾病的八種基本方法，習稱治療八法。汗法居八法之首，足見汗法的重要意義以及中醫對汗法的重視。汗法通俗的說就是通過發汗達到治療疾病目的。汗法的嚴格中醫定義是：通過開洩腠理、調和營衛、發汗祛邪，以解除表邪的治法，亦稱解表法。《素問·陰陽應象大論》：「其在皮者，汗而發之」。[1] 即汗法應用原則及立論根據。汗法治療的疾病主要是中醫所謂的表證，當然並不局限於表證，一些其他的疾病也可應用汗法得到治療。根據不同病情汗法還起到退熱、透疹、消水腫、祛風濕等作用。

發汗這種方法在民間也很盛行，通過發汗治療感冒是最簡單易行的治療方法，感冒是小病，也是常見病，典型的感冒症狀有發燒、咳嗽、打噴嚏、周身酸疼等。輕微的感冒症狀則沒有上述典型，也許僅僅具備上述一兩項。由於通過發汗可以使許多疾病得到治療或者緩解，一些庸醫便把汗法當成了治療疾病的法寶，而民間出現身體不適時即求之于發汗而解者更不計勝數，於

是出現發汗療法的氾濫。

2000多年前張仲景所著《傷寒論》將太陽病（略相當於現在所謂感冒）列為全書之首，汗法也是常有治療方法。但是張仲景時代汗法就已經開始氾濫，張仲景已經開始重視這一問題，他不僅在書中一再告誡多種病症「不可發汗」。而且以誤用發汗出現種種不良反應的方式記錄了多個誤用發汗的案例。

「太陽病二日，反躁，凡熨其背而大汗出……必發譫語」意思是患太陽病二天，出現煩躁的症狀，如果用熱熨患者背部的方法使其大汗而出，則疾病嚴重出現神昏譫語。[2]

「傷寒脈浮，醫以火迫劫之，亡陽，必驚狂，臥起不安」意思是傷寒（此傷寒不是烈性傳染病的傷寒，而是指感受寒涼所致的病）脈浮，醫生讓患者靠近火取暖強迫出汗，致大汗而出，將導致心驚發狂。[3]

「發汗後，水藥不得入口為逆。若更發汗，必吐下不止。」翻譯成現代漢語大意是「發汗以後，不能進食，這是難以治療的情況，如果還用發汗的療法，一定嘔吐不止。[4]

概括起來張仲景記載的發汗不當的情況有誤用藥物發汗，讓患者強行近火取暖，用熨法發汗，用溫針灸法發汗。導致的結果有心悸、心慌、嘔吐等病情加重的情況。張仲景已經概括出了全部誤用發汗的療法，後世種種誤用發汗的療法亦不過如此。

【2】馬堪溫等，《傷寒論新解》（北京：中國中醫藥出版社，1995），頁394。

【3】同前引馬堪溫等，《傷寒論新解》，頁394。

【4】同前引馬堪溫等，《傷寒論新解》，頁389。

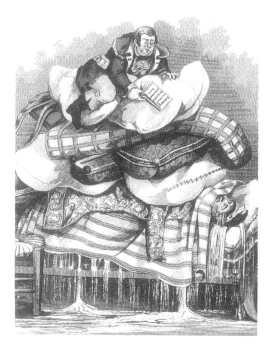

諷刺醫生為患者實施發汗治療的漫畫

西方醫生濫用發汗治病

希波克拉底時代古希臘人就開始重視發汗的治療作用,而且指出了發汗不當的症狀。

由於發汗的治療作用,西方一度也曾出現濫用發汗療法的事情。在18世紀許多人認為發汗可以排出體內的毒素,排出毒素是治療疾病的需要,因此通過發汗可以使許多疾病得到治療。許多醫生認為發汗是沒有任何危害的,因此大肆應用發汗療法治療各種病症。

　　但在同時代也有一些醫生很理性認真觀察患者病情，他們通過觀察思考認識到濫用發汗的危害，18世紀中葉一部著名的醫學著作《家庭醫學》在當時歐洲很暢銷，這本書中記載道：「人們普遍認為發燒初期發汗是必須的，一般的做法是讓病人多穿衣服，提供具有發熱性能的諸如酒精，香料等物質，這些東西往往使患者熱血沸騰，痙攣加重，病情惡化。」[5]西方人的發汗方法和中國人濫用發汗的方法很接近：應用藥物、加衣服使體溫升高。

　　由於很多醫生的理性反思，到19世紀很多人已經認識到濫用發汗療法的危害，有些畫家因此也產生了靈感，用繪畫的方式諷刺發汗療法的氾濫。當時有一幅很流行的漫畫，一名患者身上蓋了多層被子，厚墊子，患者已經汗出如雨。可是那名醫生還在上面照本宣科講發汗療法的重要性，也許是娓娓動聽地照書本講著發汗的治療的意義。這樣的漫畫一方面反映了當時發汗療法氾濫程度，另一方面也反映出當時人們對應用發汗療法氾濫的反思。

　　發汗的確是一種簡便易行的治療手段，這一點歷史上的中西醫都已經認識到，因此中醫八方將汗法列為了第一法，西方一度盛行發汗療法。但是發汗療法和其他療法一樣都不是萬能的，一旦濫用必將產生巨大的危害。

【5】前引英‧羅伊‧波特，張大慶譯，《劍橋插圖醫學史》，頁75。

18、中外正骨

希波克拉底床牽引

希波克拉底不僅是一位醫學大師，還是一位著名的醫療器械設計師，用於骨折復位的牽引床是希波克拉底設計的傑作，因此後人稱之為希波克拉底牽引床。

如果是作為床應用時，患者躺在床上，用繩索通過肩部將上半身固定到床的一端，再將足部用繩索捆綁固定在床的另一端。然後令助手通過調整床的長度達到牽引的目的，醫生用按摩手法復位最終到達治療的目的。[1]（如下圖）

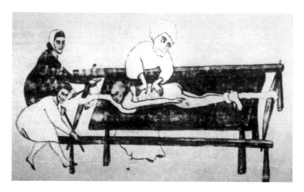

10世紀阿拉伯外科醫生應用希波克拉底床進行牽引復位

圖片來自：http://ihm.nlm.nih.gov/images/A24216

【1】前引德‧伯恩特‧卡爾格-德克爾著，姚燕譯，《醫藥文化史》，頁28。

床尚可立起來應用，立起來後很像一個梯子，因此也稱之為希波克拉底梯。治療的時候將患者捆縛成一條線狀，足部用繩索捆住，通過滑輪一點點拉起達到牽引的目的。【2】

二、中國古代的牽引

希波克拉底為患者設計的牽引床固然很方便實用，而中國古代的牽引設施與之相比則以簡便易行見長。

危亦林（1277-1347）是元朝著名骨傷科專家，所著《世醫得效方》中記載有詳細的軟繩牽引復位法：「須用軟繩從腳吊起，墜下身直，其骨自然歸窠，未直則未歸窠，須要墜下，待其骨直歸窠。」【3】（見下圖）

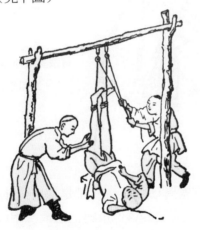

軟繩牽引復位

【2】英・羅伯特・瑪格塔著，李城譯，《醫學的歷史》（廣州：希望出版社，2003），頁35。

【3】岑澤波等，《中醫傷科學》（上海：上海科學技術出版社，1985）頁78。

在清代《傷科補要》和《醫宗金鑑》中還介紹一種攀索疊磚牽引法。此法用於胸背部外傷的牽引，對於適應症以及處置方法《醫宗金鑑》記載甚詳：「凡胸、腹、腋、脅，跌、打、磞、撞、墊、努，以致胸陷而不直者，先令病人以兩手攀繩，足踏磚上，將後腰拿住，各抽去磚一個，令病人直身挺胸；少頃，又各去磚一個，仍令直身挺胸。如此者三，其足著地，使氣舒瘀散，則陷者能起，曲者可直也。」【4】（見下圖）

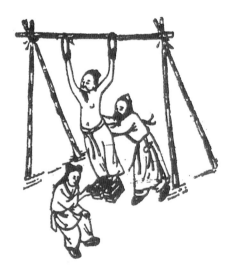

醫宗金鑑所繪攀索疊磚
牽引復位法

中外復位方法略有差異，原理一致，都是採用拉伸的方法達到牽引復位之目的。其他骨傷的復位也與上述情況相似，東西方採用的方法各異，最終治療目的殊途同歸。

【4】清・吳謙《醫宗金鑑・下冊》（北京：人民衛生出版社，2007），頁2284。

19、中西按摩

中醫按摩

按摩古代又有按蹻、按抓、推拿等稱呼。中醫按摩有著悠久的歷史，從商代殷墟出土的甲骨文卜辭中可以發現，早在西元前14世紀，就有「按摩」的文字記載。在中國古代文獻《史記·扁鵲倉公列傳》中說：「上古之時，醫有俞跗，治病不以湯藥……而以橋引、案杬、毒熨等法」。【1】這篇文章中還記載有扁鵲，曾用按摩療法，治療虢太子的屍厥症，【2】這是歷史上記載最早的按摩治療案例。秦代至今已兩千多年，可見按摩在中國已有悠久的歷史了這些記載中的「案杬」「橋引」都指的是按摩。

在春秋時期按摩療法就在臨床上得到廣泛應用。《黃帝內經·靈樞》有五篇討論按摩內容，不僅記載了按摩的起源，而且指出了按摩的作用和應用，對按摩療法有了較為具體的論述，為後世繼承和發揚按摩奠定了理論基礎。《素問·血氣形志篇》說：「形數驚恐，經絡不通，病生於不仁，治之以按摩、醪藥。」【3】後世《金匱要略》中就有「膏摩」的記載，魏晉隋唐時

【1】段逸山，《醫古文》（北京：人民衛生出版社，2001），頁4。

【2】前引李經緯，《中醫史》，頁36-37。

【3】《黃帝內經素問》（北京：人民衛生出版社，1963），頁156。

代,已經出現了按摩專科醫生,在太醫院設有按摩博士職務。在唐代時已經可以用按摩治療許多疾病,隋唐時代的醫書《諸病源候論》每卷之後都附有按摩療法。宋元時代按摩治療疾病範圍進一步擴大,明代時按摩最有成就是兒科按摩形成了一套系統。最近20多年,生活水準的提高按摩治療進一步普及,所治療疾病趨於廣泛,由於市場的需求按摩開始分化為醫療按摩與保健按摩。

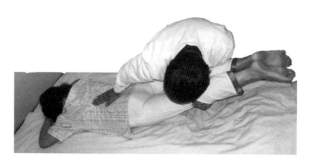

中醫按摩醫生正在為患者進行腰部按摩

中醫按摩的理論基礎是經絡學說,按摩以循經按摩為主,加上點穴。治療性按摩部位多在頭部、腰部、腹部、以及患病部位。保健性按摩一般還要加上四肢。手法有按、摩、滾、拿、拍、抖等20多種,按照中醫理論按摩有疏通經絡,梳理筋骨、活血祛瘀,調理臟腑、氣血等功能。現在臨床治療的常見疾病有腰部慢性疾病如腰椎間盤脫出、頸椎病、肩周炎、痛經等。按摩治療兒科疾病腹瀉、遺尿、消化不良等都有很好的療效。

按摩在西方

西方應用按摩治療疾病歷史也很悠久。在古埃及、古希臘、古

羅馬都有用按摩治療疾病的記載。文藝復興時期的外科大師巴累特別重視按摩在骨傷科的康復作用。18世紀蒂索編著的一本按摩治療的書在歐洲大量流傳，書中認為按摩可以治療多種疾病。19世紀一些法國醫生採用按摩療法治療疾病，有位邦內特的醫生用按摩療法治病在法國很有名氣。按摩治療在荷蘭和英國也很普遍，20世紀初英國醫生專門寫了一部著作《按摩的理論和應用》闡述按摩理論及其臨床應用。[4]

　　美國最早實施按摩療法的醫生斯蒂爾（Andre Taylor Still，1828-1917）。他是一位受過良好解剖訓練的醫生，他由於對正統醫學失去信念，開始研究用按摩法治療疾病。他認為是骨骼異位導致了疾病，通過按摩手法調整骨骼的位置就可以使疾病得到治療。1892年他在密蘇里州開辦了美國歷史上第一所按摩學校，這個學校的學生成為美國按摩療法的先驅和中堅力量，到上世紀70年代斯蒂爾的傳人已經遍佈美國各州。同時代另一位按摩療法的先驅是帕爾默（Daniel David Palmer 1845-1913），帕爾默尤其重視脊柱的按摩，他認為許多疾病與脊柱異常有關，通過調整脊柱可以達到治療目的。[5]還有人認為肌肉周圍緊繃和增厚的組織使肌肉結構功能紊亂，造成了不均衡，採用按摩的療法，可以釋放壓力，增強肌肉靈活性，使身體柔軟，加強肌肉的功能和能量，進而達到治療疾病的目的。

【4】意‧卡斯蒂廖尼著，程之範主譯，《醫學史》，頁818-819。

【5】前引美‧洛伊斯‧N‧馬格納著，劉學禮主譯《醫學史‧第二版》，頁353-355。

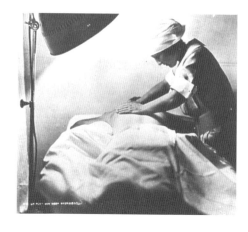

美國一位女醫生正在給患者
進行背部按摩治療

圖片來自：http://ihm.nlm.
nih.gov/images/A30244

　　西方按摩多是循骨骼、肌肉、神經走向按摩，以調整頭骨骼、放鬆肌肉、調整神經為手段達到治療目的。治療時還常常配合冷熱敷、牽引、電療、磁療等手段，現在有些還引進了X透視，CT等現代化診斷設備輔助診斷。

　　現在西方按摩經常治療的疾病有週期性頭痛、背痛、腰間盤突出、哮喘、纖維變性、腹部疼痛、尿床、跨時區生理紊亂等。【6】

　　在西方按摩也一直有別於主流醫學，他們的治療常常得不到主流醫學的承認，為了爭取合法權益，讓主流醫學承認按摩的治療效果，按摩醫生進行了不懈的努力。1913年美國堪薩斯州率先給按摩醫生頒發許可證，現在美國50個州都已經給按摩醫生頒發許可證。1974年按摩療法教育委員會（CCE）得到美國教育部認可，1975年美國的按摩學校都被認可為合法機構，醫療保健部

【6】 前引美・洛伊斯・N・馬格納著，劉學禮主譯《醫學史・第
　　二版》，頁357。

也承認了按摩療法的效果。美國聯邦醫學會一直否認按摩的療效，上告法院要求取締按摩機構，1987年聯邦法院做出判決，判定美國醫學協會敗訴。[7] 現在歐美越來越多的人開始接受按摩這種治療手段，一些主流醫學的醫生也開始轉變態度，將主流醫學治療效果不佳的患者介紹到按摩醫生那裡，按摩療法開始引起主流醫學的關注。上世紀80年代美國出版的《康復醫學》中已將按摩列為重要的康復手段。[8]

　　中西按摩理論上差異很明顯，實際操作則不是很明顯。經絡是一條理論存在的線，實際按摩時也與循骨骼肌肉按摩並不矛盾，有時也是一樣的。中醫正骨，復位按摩，頸椎病、椎間盤突出按摩也同樣是調整骨骼位置達到治療目的的按摩。

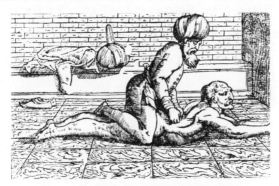

一位阿拉伯醫生正在實施背部按摩治療

圖片來自：http://ihm.nlm.nih.gov/images/A12191

【7】前引美‧洛伊斯‧N‧馬格納著，劉學禮主譯《醫學史‧第二版》，頁357-358。

【8】美‧臘斯克著，陳過譯《康復醫學》（杭州：浙江科學技術出版社，1984），頁77-78。

20、中西脈診

中醫脈診

脈診俗稱號脈,學名切脈,切脈的「切」為文言用法,是按的意思。切脈是中醫最具代表性診病手段。中醫脈診有悠久的歷史,脈診的部位及方法習稱三部九候,三部指三個部位,九候即用三種力輕按(浮取),中度按(中取)、用力按(沉取)切脈,三部皆用三種力按即為九候。古時三部是指頸部人迎、腕部寸口、足背趺陽,診人迎、

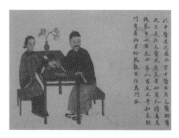

中醫脈診圖

圖片來自:清‧佚名,王克友譯《北京民間風俗百圖》(北京:北京圖書館出版社,2003),頁8。

趺陽這二個部位顯然很不方便,現在除特殊情況,只是取腕部寸口。現在將腕部分為寸、關、尺三部。

中醫的脈診要點是脈位即前面所謂的三部,脈跳的快慢,脈形,脈勢。脈形是指脈跳的形態,長短、寬窄、大小、軟硬等。脈勢指脈的強弱、力度、流暢等。綜合上述三點加上其他因素中醫2000多年來總結出20幾種脈象。

脈診作為中醫診病的重要手段,在診斷疾病上具有重要意義,可以斷病之輕重,病之轉歸。

脈診固然在診斷上有重要意義,但是毫不神秘,它僅僅是一

種診斷的手段，2000多年前中醫便認為：「切而知之謂之巧」，即切脈不過是一種技巧。於是對於醫生和患者都應該知道，醫生不可僅憑脈象而診病，患者不可希冀醫生不問各種感受獨依脈診。患者更不能以此考醫家之高低，如若不然受害的是病家。對此歷代名醫早有振聾發聵的論述，這裡摘錄幾段：

　　脈乃四診之末，謂之巧者爾。上工欲會其全，非備四診不可。

——李時珍

　　古人以切居望聞問之末，則于望聞問之際，已得其病情矣。不過再診其脈，看病應與不應也……以脈參病，意蓋如此，曷以診脈知病為貴乎。　　　　　　　　　　　　　　——張景嶽

　　病之有萬，而脈之象不過數十種，且一病而數十種之脈無不可見，何能診脈即知其何病，此皆推測偶中，以此欺人也。

——徐大椿[1]

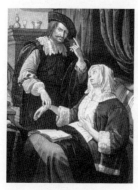

古代西醫脈診

圖片來自：http://ihm.nlm.nih.gov/images/A21378

西醫脈診

　　許多人認為脈診是中醫的專利，其實不然。西醫同樣有脈診，而且歷史上曾經很重視。蓋倫的著作中即記載多種脈象。中世紀的一個醫學生誓言中曾有這樣的話：「脈搏可以揭露我們內臟的

_____

【1】楊則民，《潛庵醫話》（北京：人民衛生出版社，1985），頁18-19。

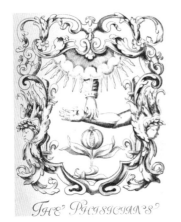

英國皇家醫師學院（Royal College of Physicians）曾用過的徽標

一隻從雲端伸出的手正在為病人診脈

圖片來自：http://ihm.nlm.nih.gov/images/A24494

疾病，尿液可以將疾病顯露在他的眼前」。可見古代西方醫學對脈診的重視。[2]現在西醫已經不很重視脈診，但是仍是西醫診斷學的一個內容。

西醫的脈診屬於觸診範圍，其脈診的範圍也是以腕部為主，當腕部不方便脈診時，選擇其他部位淺表動脈進行脈診。就部位來講與中醫沒有差別。西醫脈診首先關注的是脈率，即脈跳的快慢；其次是脈律即節律是否規律；第三是緊張度和動脈壁狀態；四是脈的強弱；五是脈波的波形。近代西醫的脈象沒有中醫的複雜，常見脈象有衝擊脈如潮水般驟起驟落，也稱之為槍擊脈；重搏脈即正常脈後還有一個次的脈動；交替脈脈象強弱交替。西醫通過脈象診斷的多是心血管病，或者說是西醫大夫通過脈診獲取的僅是心臟的健康情況。

【2】意‧卡斯蒂廖尼著，程之範主譯，《醫學史》，頁239。

21、中醫診脈西醫驗尿

中醫脈診圖

血管搏動是心臟功能最直觀表現，也是人體健康與否的一個重要指標。中外都認識到了這一點，因此以血管搏動診斷疾病成為一種古老的診病方法——脈診。有人認為中國的脈診經由阿拉伯傳到西方，我看未必，但在歷史上曾經互相借鑒則非常可能。

脈診即是醫生用手來觸摸患者的淺表血管診斷疾病，這個過程完全靠醫生的主觀體會。雖然古人總結出20多種脈象，但是脈象的描述也是主觀的體會。如李時珍的《瀕湖脈學》

描述浮脈

浮如木在水中浮，浮大中空乃是芤。拍拍而浮是洪脈，來時雖盛去悠悠。浮脈輕平似撚蔥。虛來遲大豁然空。浮而柔細方為濡，散似楊花無定蹤。[1]

【1】北京中醫學院中醫系中醫基礎理論教研室，《瀕湖脈學白話解》（北京：人民衛生出版社，1984）頁47。

描寫澀脈

細遲短澀往來難，散止依稀應指間。如雨沾沙容易散，病蠶食葉慢而艱。參伍不調名曰澀，輕刀刮竹短而難。微似秒芒微軟甚，浮沉不別有無間。【2】

李時珍寫得文采飛揚，但是初學者憑此親診患者未必能確定是何脈。因此中醫有「心中了了，指下難明」之說。

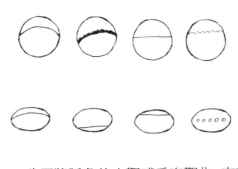

中醫脈象圖

上圖為宋代《察病指南》浮脈、代脈、長脈、數脈脈象圖。

下圖為清代朱銘石輯的浮脈、沉脈、弦脈、滑脈脈象圖。

為了將脈象的主觀感受客觀化，宋朝醫家施發（1190—？）做了開拓性工作。施發在其《察病指南》首次將33種脈象繪製成直觀的圖譜。書中以圓圈表示脈管，在脈管內畫出不同象形圖案表示脈象。以脈管內有物漂浮上來表示浮脈，與之相對應的是沉脈；以直線加鋸齒表示澀脈。清朝學者朱銘石是又一位將脈象直觀化的醫家，他繪製的脈象圖是以橢圓表示脈管，中間繪上各異線等圖案表示不同脈象。【3】浮脈是在脈管中上部繪上一條向

【2】前引北京中醫學院中醫系中醫基礎理論教研室，《頻湖脈學白話解》，頁56。

【3】前引李經緯，《中醫史》，插圖頁20。

上的弧線表示；玄脈是在脈管中上部繪上一條近似平直的線表示；緩脈是在脈管中繪一條和緩的曲線表示。施發、朱銘石的脈象圖雖然尚不能完全解決脈象直觀化的問題，但是畢竟是個創舉，此後不斷有人在脈象直觀化上努力，終於誕生了能夠描繪脈象的機械脈搏描記器，因而也有了脈象描記圖。現在更是有了有示數的脈象儀器。

西醫驗尿

前文已述，西方同樣曾有脈診，然而西方在脈診的同時還有一個驗尿診病，古時西方的醫生尿液診病是將患者的尿裝到圓底瓶中，搖晃瓶子看尿液的狀態。在幾百年前西方醫生非常更重視此項診斷。在西方有許多表現醫生診病的繪畫多可見醫生驗尿的場景。有的畫家甚至畫一具骷髏手拿尿液瓶來到醫生面前以此諷刺醫生全憑尿液診斷疾病。【4】

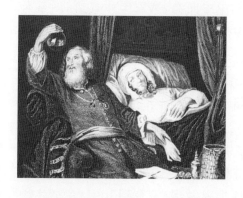

一邊切脈一邊驗尿診病的醫生

圖片來自：http://ihm.nlm.nih.gov/images/A21396

【4】德·伯恩特·卡爾格-德克爾著，姚燕等譯，《醫藥文化史》，頁342。

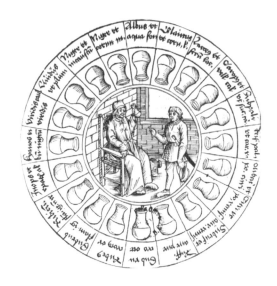

繪於1497年的驗尿表

圖片來自：http://ihm.
nlm.nih.gov/images/
A16370

　　人健康與否的確可以引起尿液的變化，比如肝膽疾病可以使尿液變黃，甚至可以達到茶水色；糖尿病患者的尿中含有糖呈甜味；腎病、尿路疾患尿液中可出現血絲，或者尿液渾濁。但是並不是任何疾病引起的尿液變化都如上面所言那樣直觀，因此憑尿液診斷疾病與中醫的脈診一樣是主觀性很強的診斷手段。既然如此也就有學者希望將主觀的感受直觀化，將不同尿液所能預示的疾病繪製成尿液圖譜。用深淺不同的顏色表示尿液的混濁與沉澱。上圖中的驗尿表是1497年西方醫生繪製而成，邊緣是尿液的狀態，中央是一位醫生正在專心致志的看驗尿瓶。圖譜是古人探索診斷準確性的嘗試，但是在不知道正常尿液成分的年代欲憑尿液準確診斷疾病很難做到。只有到了近代由於生物化學的進步，清楚的知道了尿液的成分，用現代檢驗手段分析尿液成分的變化，如此為準確診斷疾病提供了科學的依據。

22、創傷療法

　　中西醫歷史上都有過給正常肌膚人為造成一點小創傷而達到治療目的的療法，這些療法基於不同的理論，名稱方法各異，在此收集一組，為論述方便筆者將其名之為創傷療法。

中醫的一些創傷療法

1、割治療法

　　割治療法亦稱割脂療法。是在人體的一定部位或穴位處，用手術刀切開皮膚，取出少量皮下脂肪組織，或對局部給予適當刺激，以提高機體抗病能力進而達到治療疾病目的的方法。本法為生理上的刺激療法，不僅可以促進機體的內分泌和代謝，改善血液循環，增強免疫能力，而且還能通過改善高級神經的活動，阻斷原有的病理條件反射。調整植物神經的功能，使某些功能性或病理性的疾病緩解或治癒。民間用此法治小兒疳症，近年來應用範圍不斷擴大，凡內、外、婦、兒各科中的慢性病均宜應用，尤其對消化、呼吸系統疾病有特效。局部麻醉後，用手術刀縱行切開皮膚約0.5～1cm，止血鉗分離切口，摘去黃豆或蠶豆大的脂肪組織，尚可配合埋藏療法埋植異物，縫合包紮即可。或者在切開皮膚後，將血管鉗伸入皮下，左右上下進行按摩刺激，使患者出

現酸、麻、脹感，並向四周擴散。可7天割治1次。施術時，應注意不要損傷血管和神經，並注意防止污染發炎。應用割治法，對小兒疳症一般只割一次，但對支氣管哮喘等慢性病症，常須重複割治。

上世紀五六十年代，上海著名中醫兒科專家張少堂先生以擅長割治療法的遠近聞名，小兒消化不良（中醫稱之為疳積），據說張先生進行割治治療，大多一刀即愈。【1】

目前採用此療法治療的疾病有哮喘、小兒消化不良、貧血、面癱等。

2、發泡灸

發泡療法是用刺激較強的藥物貼敷在穴位上，刺激皮膚發紅乃至發泡從而達到治療的目的。此法古代又稱「天灸」，現代稱為「藥物發泡灸」。

在戰國時期的帛書《五十二病方》中，就有以「薊」（芥子泥）敷「中顛」（百會）發泡，以治療毒蛇咬傷的記載。晉代葛洪《肘後備急方》所載以藥物貼敷穴位使之發泡以治病的驗方很多。在宋代，以發泡灸療法防病治病已相當普遍。【2】明、清時期此期發泡療法的使用更為廣泛。李時珍《本草綱目》說：「治疣痣黑子，斑蝥三枚，人言（即砒霜）少許，以糯米五錢炒黃去米，入蒜一枚，搗爛點之。須臾即泡，三五日脫落。」趙學敏《串雅外編》有：「治喉痹……獨蒜瓣半枚，銀朱少許，共搗如泥，攤藥膏上，

【1】http://baike.baidu.com/view/684787.htm,2013年7月15日。

【2】http://baike.baidu.com/view/667535.htm,2013年7月15日。

貼眉心印堂穴，如起泡流水無大礙，勿誤入目」。【3】

現在發泡療法常用的藥物有白芥子、斑蝥、大蒜等，有時還配合少量麝香、冰片等藥物以加強療效。

本法適用於支氣管哮喘、慢性支氣管炎、慢性消化不良、小兒疳積、神經衰弱、消化性潰瘍等疾患的治療。

3、埋線療法

即在特定穴位處切開一小口埋入一段羊腸線，利用羊腸線對穴位的持續刺激作用治療疾病的方法。多用於哮喘、胃痛、腹瀉、遺尿、面癱、癲癇、腰腿痛、痿證以及脊髓灰質炎後遺症、神經官能症等。此法在後面組織療法中還將介紹。

西方的創傷療法

1、發泡療法

發泡療法與中醫的發泡灸十分相似，用的藥物西方人稱之為誘導劑，常用的藥物也是芥末、斑蝥。【4】

2、排液線引流療法

薩拉諾醫學院是十五世紀歐洲最著名的醫學院，這所學校教給學生一種很好的治療方法，就是保留埋線的治療方法，具體做法是在皮膚上割開兩條平行的傷口，選擇的部位一般多在頸部，在傷口內放入一條短線，或者是一小塊薄布，以阻止傷口癒

【3】http://www.docin.com/p-336898388.html，2013年7月24日。

【4】前引英·羅伊·波特主編，張大慶譯，《劍橋插圖醫學史》，頁79。

合,刺激埋線部位發炎乃至化膿,進而達到刺激機體產生治療某些疾病的目的。也有在割開的部位埋入黃豆等異物的,目的都是刺激機體產生抗病能力,達到治療疾病的目的。[5]

3、燒灼療法

古代歐洲有些醫生用棉花、羊毛等易燃物點燃後燒灼正常皮膚,讓皮膚結痂或者發炎化膿,以治療疾病。[6]

上述療法十五世紀到十九世紀在歐洲一直很盛行,著名外科醫生伯恩斯(John Burns)於1800年在與炎症做鬥爭中有關抗炎的論述:「如果內在部分發炎,表面的作用就減弱了。那麼通過增加表面的作用,我們就能減輕或者袪除皮膚深層的疾病。」這就是上述種種創傷療法的理論概括。在此理論指導下,19世紀前歐洲在皮膚表面製造創傷以達到治療疾病的手法不勝枚舉。除上面介紹的還有用氫氧化鉀等強腐蝕性化學藥物製造創傷以治療疾病的療法。[7]

我們比較上述中西醫的創傷療法,雖然理論不同,但是操作十分接近。中醫目前還在應用的療法不能說沒有療效,但也沒有必要作為國粹炫耀,更不能宣傳得言過其實,筆者在收集資料時看到一篇正式發表在學術刊物上的論文,稱上述某療法的治療有效率達到100%,無疑這很不嚴肅。西醫現在主流醫學已經放

【5】前引意・卡斯蒂廖尼著,程之範主譯,《醫學史》,頁319。

【6】前引英・羅伊・波特,張大慶,《劍橋插圖醫學史》,頁79。

【7】前引英・羅伊・波特,張大慶,《劍橋插圖醫學史》,頁79。

棄了這些療法，但是在民間仍有應用，這些療法是否還有研究的價值，保留的必要還需醫學界廣泛、深入討論。

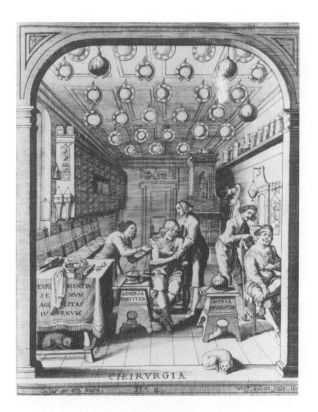

17世紀的醫療

上圖為描述了17世紀醫療的情景。左邊理髮匠兼外科醫生正在燒灼，清洗癒合一個傷口。右邊，一個醫生正在排膿。懸掛在天花板上的是用於放血的碗。

圖片來自：http://ihm.nlm.nih.gov/images/A13454

23、組織療法今昔【1】

　　組織療法的發明人是蘇聯醫學家,在上世紀一切向蘇聯學習的情況下,這種療法被介紹到中國大陸,由於當時的歷史條件,對此甚是推崇。筆者收集到的當年資料無不對此法充滿溢美之詞。

　　組織療法發明人是蘇聯醫學家弗・彼・弗拉托夫(Владимир Петрович Филатов,1875-1956),他原是一名眼科醫生,1897年大學畢業後一直從事角膜移植的研究和臨床。

　　他在蘇聯曾經多次獲得極高的榮譽,1935年榮獲蘇聯功臣科學家榮譽稱號,1938年獲得勞動紅旗勳章,1944年獲得了列寧勳章。由於他發明的組織療法1941年獲得了史達林一等獎,他成為了烏克蘭科學院和蘇聯醫學科學院的院士,還擔任了很多科學團體的名譽主席。此療法的發明源於角膜移植手術,上世紀30年代角膜移植手術應用的角膜多是新鮮的角膜,成功率並不是很高,手術經常失敗。一次他應用冷藏的角膜,發現效果比新鮮的角膜還好。他認為是低溫儲藏的角膜,產生一種物質,這種物質促進角膜片的再生能力。他進一步想到,角膜是這樣,其他

【1】本文參考文獻錢春綺,《組織療法概說》(上海:新亞書店,1951)。

組織也應如此,於是他用冷藏的皮膚,移植到狼瘡患者的身上,獲得了意想不到的的效果。經過眼科成功的病例,和狼瘡患者成功的病例,他將這種療法概括出一個理論——生原性刺激學說。此學說認為:凡是一切與活體分離後的組織,無論是人還是動植物的組織,如果放在一種對於組織生存很不利的條件下,那麼這塊組織,由於環境的改變,為了生存鬥爭,就會發生一種生物化學的變化,也就是說,它能在組織本身以內,產生一種新的非特異性的物質,使組織能在不利條件下,繼續維持

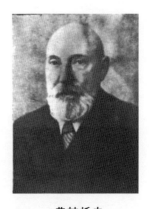

弗拉托夫

圖片來自:東北人民政府衛生部,《組織療法》,1951.4。

他的生存。因為這種物質是由生物組織本身而來,並且有刺激生物組織在惡劣的條件下繼續生存的能力,所以他就將這種物質稱之為「生原性刺激素」由於他認為這種物質能夠在不利條件下生存,因此又稱之為「抵抗素」。他設想將這種物質移植,置入,注射到人體,那麼就可以發揮偉大的作用,在此刺激之下提高病人生活機能,促進細胞的新陳代謝,增加身體的再生機能,提高抗病能力,進而達到疾病的治癒。由此他開始推廣這種療法,並且得到烏克蘭政府和蘇聯政府的大力支持。

上世紀40年代末蘇聯政府開始大力推廣組織療法,1948年烏克蘭專門成立了組織療法委員會來研究推廣這一療法,到五十年初已經有150多個城市和鄉村應用組織療法。當時使用的組織有角膜、玻璃體、晶狀體、結膜、鞏膜、視網膜、房水、視神經、脊髓液、皮膚、皮下組織、肌肉、骨、軟骨、黏膜、腹膜、腦組

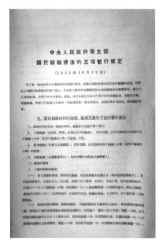

上世紀50年代中國大陸中央人民政府推廣組織療法的規定書影

圖片來自：組織療法（第二集）東北醫學圖書出版社1952。

織、神經、胎盤、羊膜、肝、脾、睪丸、卵巢、甲狀腺。還有應用植物組織的，如：蘆薈葉、龍舌蘭、車前子、甜菜莖、豌豆芽等。

可以說是能夠想到的一切組織都想到了，用適當方法將上述組織處理後高溫滅菌，在通過植入法等應用與人體。

植入法：在需要植入的部位進行局部麻醉，然而切開2-2.5cm，將經過高溫滅菌的組織植入皮下。

植入部位多選擇胸廓，上腹部側壁，左側肋緣下一橫指處，也有植入臀部外側的。還有人植入病灶附近，植入脾附近者。

注射法：將組織的提取液經過處理高溫滅菌後注射到人體，應用最多的是蘆薈提取液。一般每日注射一次，1療程30—60次。此法常用來治療結核病。也有將魚肝油進行肌肉注射的。

適應症：各種炎症、慢性潰瘍、眼科病、狼瘡等皮膚病、關節炎、癲癇、壞疽、神經痛、結核、哮喘、支氣管炎。

上世紀50年代正是中華人民共和國與蘇聯的蜜月期，一切向蘇聯學習，因此組織療法從1950年起迅速在中國大陸推廣，出

版專著數種，現在遼寧省圖書館的藏書中有10種，1950年-1953年是組織療法在中國大陸推廣的鼎盛時期，這三年間出版的專著目前找到的就有9種。即使在這期間也有比較嚴謹的研究報導，證明組織療法效果並不非常理想，1951年有報導組織療法治療肝硬化患者30例有效率僅為36.66%。1953年後有識之士開始冷靜的思考更加多起來，一些並不理想的病例報導見諸雜誌，其中1953年楊鈞報告用組織療法治療15例眼病，有效率50.1%；1955年蔡榮生撰文指出組織療法對陽痿、早洩、前列腺炎治療效果不佳。在對組織療法的冷靜思考中，最有見識的是侯祥川（1899-1982）的觀點，他認為組織療法屬於非特異性的刺激療法。由此可見1953年組織療法高潮已過，開始逐漸勢微，筆者僅見到一部1958年出版的專著，這未必是全部出版專著的數量，但是由此也可見一斑，為此筆者曾經專門去遼寧省圖書館查閱資料，未能找到1960年後出版的專著。

　　此法進入中國大陸後，經過一段時間的消化吸收，中醫接受了這種療法，把這種療法與中醫經絡理療相結合，開始在經絡理療指導下進行組織療法的治療，具體就是選擇的部位不在是過去組織療法常用的部位，代之以特定的穴位。此法在60年代沉寂一段時間後，文革時期再一次被提起，這時已經成為了文化大革命的革命成果了，成為了各醫療隊經常使用的治療方法之一（70年代的打雞血治病也是受這此理論影響而興起）。文革後應用的越來越少，現在只是一些專科門診在應用這一療法，應用的材料以羊腸線、兔腦為主，因為這兩樣組織比較容易得到和處理。從事這一方法理論與臨床研究的已經很少，時有論文發表。

　　此法不論是按當年弗拉托夫的理論闡述其原理，還是按照中醫經絡理論指導臨床，其本質都是刺激機體產生抗病能力，

也可說是啟動人體的免疫反應。此法和前面介紹的創傷療法本質一樣，甚至可以說是受埋線療法的啟發發明的此療法。因為當時中蘇兩國把世界上的國家分為社會主義與資本主義兩大陣營，社會主義陣營的一切皆是好的，科學成果皆冠以「偉大」「傑出」；資本主義陣營的一切皆是罪惡的，科學成果也被冠以「罪惡」「反動」等詞彙。在這種情況下發明者有意隱藏了靈感的來源也是完全可能。至於當年弗拉托夫提出的「生原性刺激素」「抵抗素」則是子虛烏有，任何生命物質經過高溫滅菌都會失去生命，不會在產生什麼具有生命意義的物質，否則高溫滅菌就失去了意義。但是這在當年是不容置疑的，誰要敢於質疑蘇聯專家的學術成果那不是學術問題，而是政治問題，後果是非常嚴重的。此療法未必毫無意義，但是絕不會向當年以及現在一些人說得那樣神奇。

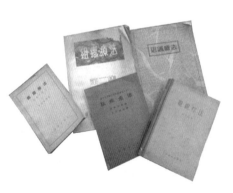
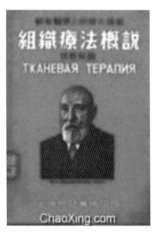

上世紀50年代中國大陸出版的組織療法著作

24、琳瑯滿目的外科器械

一、中國古代的外科器械

今天人們提起外科首先想到的是西醫，其實中醫古時候同樣有外科，而且做過具有難度較大的手術。華佗就是中醫外科的鼻祖，膽小的獄卒沒有敢於將華佗的著作帶出監獄流傳於世，這是中醫的一大遺憾，但是中醫外科並沒有因此而絕跡。華佗以後中醫的外科仍然不斷的發展，在歷史上取得了輝煌的成就。

工欲善其事必先利其器，一門技術的發展離不開工具的發展，工具的發展在一個側面反映技術的成熟程度。先人發明的外科器械可以說是古代外科學的一個縮影。傅維康著《中國醫學通史‧文物圖譜卷》（北京：人民衛生出版社，2000）中收載的中醫外科器械在百餘種，有各種規格樣式的刀、鑷子、鉤子、叉子等。下圖是部分中國古代外科器械。

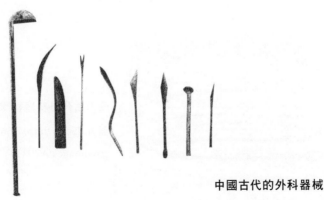

中國古代的外科器械

二、古代西醫的外科器械

西醫外科發展較早，悠久的外科發展史促進了外科器械的發明。歷史上西方外科醫生發明過各式各樣的醫療器械。

通過圖片我們可以發現，中醫、西醫古代許多外科器械十分相似，這實在是一個值得探討的問題，是歷史塵埃塵封了曾經的互相借鑒，還是東西方獨立的原創？這還有待史學家揭去神秘的面紗。但不論借鑒也好各自獨立發明也好，都說明一個問題，那就是在人類的文明具有很強的趨同性，醫學也不例外。

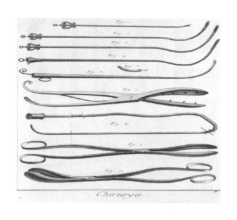

西方古代外科器械 1

圖片來自：http://ihm.nlm.nih.gov/images/A14310

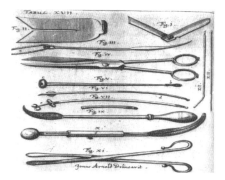

西方古代外科器械 2

圖片來自：http://ihm.nlm.nih.gov/images/A29313

25、關注外傷

西醫對外傷的關注

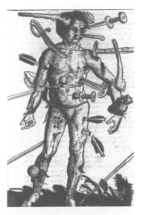

漢斯・馮・格斯多夫（Hanns von Gersdorff，1450-?）是15-16世紀間歐洲著名的外科學家。他和許多西方的外科學家一樣，在理髮店裡當學徒，學習理髮和外科學。他學成出徒成為了一名游走江湖的醫生，後來從軍成為一名軍隊外科醫生。多年的臨床經驗，他的外科技術日臻成熟，由於醫術精湛而被聘為斯特拉斯堡的城市醫生。他成為城市醫生後結束了遊走不定的生活，這樣就有時間總結自己的外科經驗，1517年他的著作《軍事外科記要》在斯特拉斯堡出版。書中總結了各種戰傷的性質和治療

顯示人體受到各種武器的不同傷害

圖片來自：http://ihm.nlm.nih.gov/images/A12576

經驗，書的開篇畫了一幅畫，畫面上一位男士可謂遍體鱗傷，身中各種刀劍。這並不是說一個人中了這麼多刀劍，而是說明刀劍傷的部位與如何救治。此書一出深受外科醫生的喜愛，很快風靡歐洲，以德語、拉丁語、荷蘭語出版。[1]多種外科書籍引用此書

【1】前引德・伯恩特・卡爾格・德克爾著，姚燕等譯《醫藥文化史》，頁158。

的資料，連目空一切、桀驁不馴的帕拉塞爾薩斯所著書中也曾引用此書的資料，尤其是這幅著名的插圖。[2] 從圖中可見作者最關注的造成傷害的武器、部位。而對是否致死關注不夠。

中醫對外傷的關注

中醫將致病因素分為三大類，即內因、外因、不內外因。內因是指情志變化導致的疾病，按現代醫學觀點是因為心理因素導致的疾病；外因是指外界環境變化引起的疾病，中醫概括為風、寒、暑、濕、燥、火合稱六淫。不內外因指的是意外傷害，如由高處墜落引起的骨折，戰場上刀劍所傷，搏擊引起的各種外傷等。不內外因相當於現代醫學所說的物理、化學致病因素，這是影響人類健康的重要因素，因此從古代就非常重視外傷的研究。

如同今天醫院分為多個科一樣，中醫在古代分為十三個科，研究治療外傷的科稱之為傷科，或者骨傷科。胡廷光是清代著名傷科學家，他收集前人經驗與自己臨床經驗相結合編撰成《傷科匯纂》[3]，此書於1817年出版後對後世傷科學產生了很大的影響。此書非常重視外傷的部位與致命性，書中繪製多幅圖片說明正面、背面、頜面部外傷的致命性與非致命性的詳細部位。認為致命之處均有重要器官，有些部位受傷也許不會致命，但是也是較重的外傷，或是對健康影響較大的傷害，比如書中將男女陰部都列為致命傷，男女陰部外傷一般情況未必致命，但是對於健康的影響非常重要。

【2】前引意‧卡斯蒂廖尼著，程之範主譯，《醫學史》，頁381。

【3】清‧胡廷光注，胡曉峰整理，《傷科匯纂》（北京：人民衛生出版社2006年第一版）

26、燒灼療法

燒紅的烙鐵,放在人身上,伴隨一縷白色煙霧發出吱啦一聲,這樣的情景在影視作品中時有出現,多是正義戰士受刑時的場景。然而這也是一種具有悠久歷史的醫療手段,所不同的是醫用的烙鐵很小,烙鐵放在人體上以中病即止,目的是治病而不是製造痛苦。

中國古代的烙治療法

烙治療法,也稱為燒灼療法,即用燒熱的烙鐵等金屬器械,通過烙的手段達到排膿,止血,消炎等治療目的。葛洪曾用燒灼的治療方法治療狗咬傷等外科疾病。[1]孫思邈的千金方中也多次記載這種燒灼治療疾病的方法。如:「瘭疽者,……厚肉處,即割去之。亦燒鐵烙之,令焦如炭。」[2]瘭疽指體表的一種急性化膿性感染,多見於指端指腹部。

這種烙治療法記載最為詳細的是宋代陳自明的《外科精要》。陳自明是世醫家庭,先人皆是內科醫生。小的時候第一次看這種烙的療法也是感覺很恐怖,他曾這樣描寫道:

余為兒時,見親戚一婦人病癰,在背之左,高大而熱,未破之間,有醫者雲可烙。……於是燒鐵火箸烙之,肉破膿出如湍水,自

【1】王咪咪,《范行准醫學論文集》,頁228。

【2】前引張作記等輯,《藥王全書》,頁339。

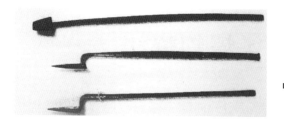

中醫古代用的烙鐵

此而愈。當時直是恐人,非劊子手者不能為之,烙後真有神效,若不能識生熟淺深、上下橫直之要妙,不若不烙之為愈,故載之末卷。

後來陳自明總結前人經驗,提出烙治的治療時機,注意事項等:

世人於瘡癤始發,輒用針灸,十死八九,蓋毒方殷,以火助之,宜其危也。聞烙之功卻大,方其已熟未潰之時,用鐵箸一烙,極是快意,方扇火欲著時,誠是恐人,予久聞之,已深知其功,于臨時猶且顫悸,況於未曾經得效之人乎?烙後膿水流通,百無所忌,名曰熟瘡,只忌雞肉,致恐瘡突開,穴口宜向下,要膿水流通,仰則倒貯,然須是熟於用烙者,識淺深,知穴道,審生熟。非其時,則所出者皆是生血;當其時,則出黃膿瘀肉。予見人烙瘡者甚多,用尖針烙者不得法,用平圓頭者為妙。蓋要孔穴通透,尖針頭細,其口易合,徒耳嚇人,針出複合,未必為功;惟用平圓,如鎖衡緯鋌之類乃妙。既烙得通,不得法者,便用法敷之,不能保養,瘡口必再合,口合則不能必其效。妙哉之為牛膝根也,用細牛膝根,如瘡口之大小,略刮去粗皮,頓入口中,留半寸以下,壓在瘡口外,即以嫩橘樹葉,及地錦草各用一握許,研成膏,敷之其上。牛膝能去惡血,得惡血常流,而二草溫涼止疼,隨乾隨換,此十全之功。予嘗有癰毒之患,每得此極效,每勸人點烙,聽之者寡,從之者

信，故書以告人。【3】

陳自明的書對後世影響很大，後世齊德之等講述的烙治法大多引用上述論述。齊德之進一步指出：

倉卒之際，但以金銀鐵鋌，其樣如針者，可通用之，實在洩其毒也。或只以木炭熟火猛燒通赤，蘸油烙之尤妙。【4】

這和巴累之前歐洲的外傷治療手段非常接近，不知是誰借鑒了誰，還是獨自的原創。

西方的燒灼療法

古希臘人常常使用燒灼的方法治療疾病，希波克拉底將燒灼看成是最佳的治療方法，曾提出：

藥物不能治癒，就用刀，刀不能治癒，就用燒灼；如果燒灼也不能治癒，那就是不可能治癒的病。【5】

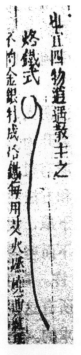

《瘍醫大全》
中繪的烙鐵圖

正因為他及其重視這種療法，因而在其著作《希波克拉底文集》中多次用這種療法治療痔瘡、癰等各類疾病。如對痔的治療

【3】宋・陳自明著，顧漫校注，《外科精要》（北京：中國醫藥科技出版社，2011第一版），頁59-60頁

【4】元・齊德之，胡曉峰整理，《外科精義》（北京：人民衛生出版社，2006），頁25。

【5】美・洛伊斯・N・馬格納，劉學禮譯，《醫學史・第二版》，頁84。

用具有如下記載：

　　首先應瞭解痔在何處。
因為在肛門內切開、切除、縫
合、結紮，使用腐蝕法，這些
看起來都是可怕的事，一定不
能出事故。我建議準備七至八
根小烙鐵，長六英寸，粗細象
一根粗探針，將一頭砸扁、握
彎，使形如一個小銀幣。手術
前一天用瀉藥通便，手術時用
燒灼術。患者仰臥，臀部墊上

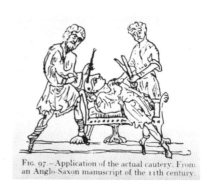

FIG. 97.—Application of the actual cautery. From an Anglo-Saxon manuscript of the 11th century.

醫生在給患者施燒灼治療

圖片來自：http://ihm.nlm.nih.gov/images/A24368

枕頭。用手指將肛門儘量翻出，拿燒紅的烙鐵烙痔核直至其乾
瘤，以免留下後患。為了全部烙淨，一定要烙到無可再烙才罷手。痔
核並不難識別，它們在肛門內突起象深色的葡萄，用手指提出來
時會出血。燒灼時病人的頭和手應由人按住，以免亂動，但病人
會喊叫，這樣會使直腸更突出。[6]

　　希波克拉底後燒灼療法在歐洲一直盛行，治療的疾病既有
癰腫等一般外科疾病，還有乳腺癌等疾病，有些醫生甚至用此
療法治療肝、脾等疾病。[7]

　　在外科史上享有盛譽巴累剛剛行醫時也是大量的應用燒灼
療法。巴累和格斯多夫都是隨軍醫生，他們治療戰傷的主要手段

【6】希臘·希波克拉底著，趙洪鈞等譯，《希波克拉底文集》，
　　　頁161。

【7】前引意·卡斯蒂廖尼著，程之範主譯，《醫學史》，頁206。

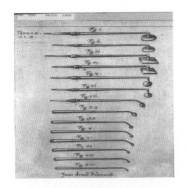

西方古代醫生用過的各種烙鐵

圖片來自：http://ihm.nlm.nih.gov/images/A29315

就是燒灼療法。[8]、[9]巴累剛剛行醫時治療戰傷的手段主要是燒灼療法。他自己寫道：

> 有關槍彈傷中毒與槍傷的文章，其治療方法是用煮沸的接骨木油摻上一點烏糖漿，用來燙或烙創傷。

隨著臨床經驗的積累，以及不斷的觀察，巴累開始質疑這種療法對於戰傷的治療作用：

烙燙除引起劇烈疼痛外，不能對創傷產生任何作用。

於是他開始試著用其他方法治療戰傷。[10]

巴累時代歐洲應用燒灼療法的確有些過濫，但是在沒有很好止血、抗感染的時代，應用燒灼療法治療外科疾病還是比較不錯的辦法。

今天在正規醫院已經看不到，用燒紅的烙鐵治療疾病的醫生了，但是這種療法並沒有銷聲匿跡，今天的電刀治療痔瘡，切除腫瘤這可以說是燒灼療法21世紀的升級版。

【8】前引德‧伯恩特‧卡爾格-德克爾著，姚燕等譯，《醫藥文化史》，頁158。

【9】前引意‧卡斯蒂廖尼，程之範主譯著，《醫學史》，頁408。

【10】前引意‧卡斯蒂廖尼，程之範主譯著，《醫學史》，頁408。

27、從電療到電針

電療產生與發展

　　最早的電療可以追溯到西元一世紀,古羅馬醫生斯克博紐斯·拉古(Scribonius Largus)是最早提出電療的人,他讓長期頭疼、足痛風患者將電鰩放在的疼痛處,通過電鰩的尾巴拍打患處,就可治療疼痛。[1]在人類沒有充分認識電以前,這只能算是電療的萌芽。

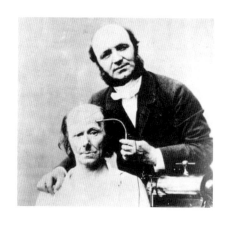

19世紀初醫生採用簡陋的
設備進行電療

圖片來自:http://ihm.nlm.nih.
gov/images/B08412

【1】德·伯恩特·卡爾格·德克爾著,姚燕譯《醫藥文化史》,
　　頁298。

　　真正現在意義的電療奠基者是伽伐尼（Luigi Galvani,1737-1798）和伏達（Alessandov Volta，1745-1827）。伽伐尼在一次實驗中發現，死去青蛙的腿在收縮時有電流存在。伏達對這一現象高度重視，進行了深入的研究，進而嘗試用電療法治療耳聾。由此開創了人類應用電刺激治療疾病的新紀元。不久哥本哈根的克拉茨斯坦（Gottlirb Kratzensten，1723-1795）應用電治療癱瘓的病人。很快在歐美的一些醫院都配備了電療設備。[2]到19世紀末20世紀初時已經有許多經過專門電療學習的醫生給患者實施電療。[3]

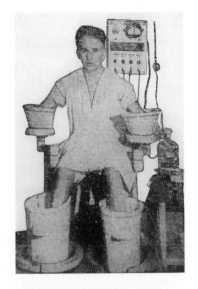

20世紀中期一位蘇聯患者在接受電水療

圖片來自：朱霖青，《理療及按摩》，（北京：人民衛生出版社，1958）頁41。

　　經過200多年的發展，隨著生理學和物理學的不斷發展，現在電療理論更加成熟，技術不斷完善，電療設備不斷翻新。目前臨床應用電療治療各種疼痛，運動障礙，心功能不全，肌肉痙攣

【2】前引意・卡斯蒂廖尼著，程之範譯，《醫學史》，頁573。

【3】前引德・伯恩特・卡爾格・德克爾著，姚燕譯《醫藥文化史》，頁298。

等。應用電療治療疼痛效果非常滿意，給予患者80-180赫茲的電療，刺激15-30分鐘可以減輕疼痛24小時以上。應用電刺激膈肌，治療呼吸障礙；刺激逼尿肌治療尿失禁等也都取得了滿意的效果。[4]

電針療法

17世紀荷蘭人拉圖（T Rhyen）將針灸技術傳到歐洲。當歐洲流行電療後，1810年法國醫生白力沃茲（Louis Berlioz）提出針具加電的設想，1825年薩郎第愛（Sarlandiere）開始試用電針治療神經痛、風濕熱等疾病。1915年大衛斯（Davis）應用電針治療坐骨神經痛，取得了比較滿意的療效。1921年戈登（Goulden E・A）用電針治療神經炎獲得成功。[5]上世紀50年的西德學者福爾（RVell），日本學者中谷義雄對電針都進行過深入研究。[6]一九三四年我國有人試用電針治療疾病，並將這一成果寫成論文發表在當時的針灸專業雜誌《針灸雜誌》上。中國對於電針研究貢獻最大者為陝西朱玉龍，1951年陝西衛校朱玉龍對電針療法進行研究，他根據生理學實驗中電刺激神經肌肉的感應的原理，設計出一套可以可以加電能夠用於針刺治療的設備，他將這

---

[4] 美・臟斯克著，陳過譯《康復醫學》（杭州：浙江科學技術出版社，1984），頁76。

[5] 劉立安，《臨床電針療法》（北京：中國醫藥科技出版社，2011），頁13。

[6] 林海波，《電針療法》（北京：中國科技出版社，2012），頁3。

台設備命名為「陝衛式電針機」，他的研究得到當時陝西政府高度重視，1953年政府撥轉款支持該項研究。於是陝西衛校成立了電針治療研究室，1959年該研究室發展成為研究所。60年代該研究所併入陝西中醫研究所。在朱玉龍研究的帶動下，全國許多人投入電針治療，電針儀器研究設計工作中。到1956年已有《電針療法》論文發表，一年後1957年《電針療法》出版問世。【7】

　　文革時期這一療法得到進一步普及與發展，達到了家喻戶曉的程度。

　　中醫針刺療法與電結合後產生了1+1＞2的效果，由單一的針刺加電發展成為電離子穴位導入等治療手段。

　　近年出版的許多中醫特色療法的書籍中都將電針療法作為中醫一特色療法做以介紹。不過追蹤溯源，電針這一治療手段是中醫與西醫結合的產物，或者說是古老的中醫與現代科技嫁接的產物。

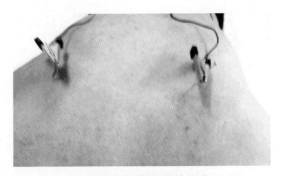

一位患者正接受電針治療

【7】前引劉立安，《臨床電針療法》，頁13。

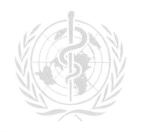

三、藥物應用

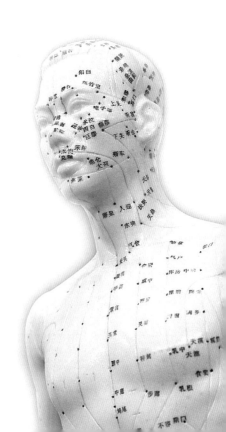

28、草藥全書和神農本草經

草藥全書

《草藥學》（De Materia medica）又譯《醫藥全書》、《藥材》，是歐洲第一本記載植物藥的書籍。該書作者是古羅馬的戴俄斯科利提斯（Dioscorides，約40—80年），成書於西元一世紀左右。此書與《神農本草經》一樣奠定了西方應用天然藥物的基礎。

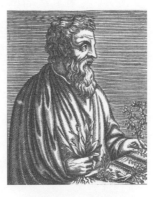

戴俄斯科利提斯在

試驗藥用植物

圖片出自：http://ihm.nlm.nih.gov/images/B07205

全書分五部分：香料油膏與樹木；動物、牛奶和乳酪製品，穀類及烈性草藥；植物根、汁和草藥；草藥與根；葡萄與酒、礦物質。本書收載藥物500餘種。今天學者們認為此書中收載的藥物有1/4左右具有明顯藥理作用，其中44種藥物被現代歐洲各國藥典收載。[1] 在現代西方人的廚房和香料架上還可找到許多此書記載的草藥。[2]

【1】前引英‧羅伊‧波特著，張大慶譯，《劍橋插圖醫學史》，頁160。

【2】前引美‧洛伊斯‧N‧馬格納著，劉學禮譯，《醫學史‧第二版》，頁98。

為了對此書有進一步瞭解，將美國醫學史家洛伊斯·N.馬格納著《醫學史·第二版》有關此書的內容摘錄如下：

樟屬植物和肉桂據說在治療內部炎症、毒蟲叮咬、鼻炎和月經不調方面很有作用。適當製作後，一些草藥和香料據說可以減少流產，蘆筍煎成的藥液用來治療不育症，佩戴蘆筍莖作為護身符據說可以提高受孕率。被瘋狗咬傷的受害者可以用河蟹、龍膽根和葡萄酒治療，為防止感染吃狗的肝臟及佩戴狗牙做護身符。[3]

對肉桂的認識和中醫認識很接近，書中也有一些荒誕不經的內容，如臭蟲、肉、蠶豆混合可以治療瘧疾。[4]這是古人時代的局限，中西皆有。方舟子等說《本草綱目》中記載的藥物有許多污穢之物，在西方人草藥書中同樣可以發現這樣問題。

神農本草經

《神農本草經》[5]中國歷史上的第一部本草著作，傳說是上古神農氏所作，但專家考證成書年代應在東漢。漢代時托古之風盛行，寫書多託名上古之人。《神農本草經》此書奠定了中藥學的理論基礎。該書依據藥物的功效分為上中下三品，「上藥一百二十種為君，主養命以應天，

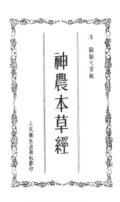

神農本草經書影

【3】同前引。

【4】同前引。

【5】本文參考文獻：曹元宇輯注，《本草經》。

無毒,多服久服不傷人」「中藥一百二十種為臣,主養性以應人,無毒、有毒,斟酌甚其宜」「下藥一百二十五種為佐使,主治病以應地,多毒,不可久服」這是本書的分類標準。原書收載藥物365種,但是原書已經亡佚,現在完整輯本收載藥物361種,《神農本草經》許多藥物療效確切,現在仍是臨床常用藥物。神農本草經記載當歸有治療「漏下絕子」的作用,至今仍是治療婦科病的常用藥,幾乎所有治療婦科病的方劑都有當歸;芎藭(即川芎)「主治中風入腦戶,寒痹筋攣」「婦人血閉無子」川芎現代治療心腦血管病,婦科病的常用藥。現代藥理研究證明有抑制血栓形成的作用。黃連治痢,麻黃平喘這也被現代藥理研究所證明。

依據曹元宇輯注《本草經》計算有196種藥物收載在2010年版《中國藥典》一部中,占全書比例54%。由於有些藥物古時是一味藥,今天認為療效差異較大析分為2味藥,如此2010年版《中國藥典》一部實際收載的《神農本草經》中藥物共計225種,占總數的37%。

該書每一味藥都記載藥物的性味、功效、產地。現代中藥學的書籍仍按此例編寫。後來又增加了歸經的內容,今天有些書籍還增加了現在藥理研究,有效成分等內容。但核心內容仍是神農本草經的模式。

《神農本草經》成書後,中國歷代形成修纂本草的傳統,既有官方組織人力編修的,也有窮個人畢生精力編寫的。《神農本草經》問世500年後梁代陶弘景對《神農本草經》進行了校勘,補入了365種新增藥物,寫成了《神農本草經集注》。[6]

【6】前引李經緯,《中醫史》,頁96。

29、吃什麼補什麼

中醫吃什麼補什麼

吃什麼補什麼是民間的通俗說法，嚴格的中醫理論稱之為「以臟補臟」，這是中醫的一個重要理論，按照法國人類學家布留爾的觀點這一理論源於「互滲」，中醫則謂之「同氣相求」。

經常入藥的動物組織器官有雞內金、心臟、肝臟、胃、膽（汁）、血液、骨骼、皮。動物臟器入藥，除雞內金外，一般很少作為藥物應用，食療方中應用較多。民間應用遠遠多於中醫經典處方的使用。

雞內金是最常用的動物器官類藥物，它是雞消化器官砂囊的內壁。中醫認為有消食化積的作用，經常用於治療各類消化不良的疾病。單獨服用雞內金粉即對膽囊炎引起的腹脹有很好治療效果。此外也用於治療遺精盜汗等症。

中醫認為各種動物的心都有養心安神，益氣補血的功效，經常應用的有豬、牛、羊的心臟。常用於治療心悸、失眠、面色蒼白無華等疾患。現在中醫臨床上用於西醫診斷的心肌炎、心肌梗塞、心功能不全的治療。

動物肝臟有養肝益血、明目的作用。可以治療視物不清、夜盲症、貧血等病。羊肝丸是治療夜盲的常用藥。

中醫認為動物肺能補肺氣、止喘咳、利小便。以肺為主，加川貝、白果，可以止咳平喘，用於治療結核、氣管炎等肺部疾患能收到較好的效果。上海名中醫徐仲才治療哮喘的良方「皺肺五紫湯」即以羊肺為主。

腎臟俗稱腰子，有溫陽利水、益精補髓之功，遺精陽萎、腰膝酸軟無力常吃大有裨益。杜仲腰花為補腎的著名藥膳方。中醫認為補腎效果牛、羊腎強於豬腎，鹿腎最佳。

中醫認為動物的血液具有養心補血、益氣補中的功效，可以用於治療面色恍白無華、神疲乏力等氣血虧虛的各種症狀。西醫診斷的白血病、貧血等病出現氣血虧虛都可用血液配合其他藥物進行治療。

中醫認為骨骼具有補益肝腎、強筋壯骨的功效。臨床用於治療風濕痹痛、骨質增生等引起的腰膝酸軟無力。

中醫認為動物的腦具有健腦、安神、潤膚生肌的功效。經常用於治療各種頭疼、眩暈、腦外傷的康復等。應用最多是豬腦和羊腦。

中醫認為動物的脾與胰都有補脾益胃助消化的作用，經常入藥或者食療的脾臟是豬、牛脾。臨床用於治療脾胃虧虛，消化不良，腹脹等疾病。

現代醫藥對動物組織器官的應用及認識

西方歷史上並沒有類似以臟補臟這一理論，但是動物臟器類入藥並不少見。

輸血：如果用以什麼補什麼的理論，那麼最直觀的例子莫過於輸血，即以血液補血液之不足。而人類歷史上首次輸血給患者

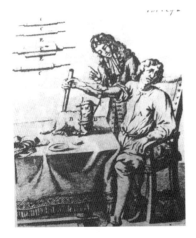

直接把羊血輸給人體

這是1721年一本醫學書籍的插圖，畫面中桌子上放著一隻捆綁的羊，一個人伸出胳膊，醫生正在把羊血直接輸給患者。

圖片來自：http://ihm.nlm.nih.gov/images/A30591。

輸的竟然是羊血，[1]這在今天看來的確是荒唐。人類早就想到輸血可以治療血液不足的疾病，因此很早以前就已經開始輸血治療疾病，不過早期的輸血不僅談不上配型而且輸的竟然不是人的血液而是動物的血液。早期的輸液治療史料記載甚少，哈威（William Harvey，1578- 1657）發現血液循環後歐洲一度掀起了輸血治療的高潮。1666年英格蘭醫學家在牛津大學當眾實驗，給一隻失血瀕死的狗輸入血液後很快恢復了正常。這個實驗後法國醫生鄧尼斯（Dennis，1625-1704）在1667年給一位15歲的男孩輸入10盎司羊血。這個男孩曾因為放血治療失血過多出現精神遲鈍、淡漠、嗜睡等危象。輸入羊血後不久患兒精神振作，神志清楚、食欲恢復。此後鄧尼斯又用同樣的方法給多個患者治療，都獲得了較好的療效，唯一的不良反應是患者輸血的手臂有發

────────────────────

【1】 前引卡斯蒂廖尼著，程之範主譯，《醫學史》，頁478-479。

熱的感覺。但是由於多數人反對這種療法，尤其是一位患者輸血後意外死亡。後來人們終止了這種輸動物血治療失血的療法。20世紀初蘭德斯坦納（Landsteiner，1868-1943）發現人類有不同血型，為輸血治療提供了科學的依據。那是在1900年，這一劃時代的發現，為以後安全輸血提供了重要保證，從此人類結束了盲目輸血的歷史。為此，他獲得了1930年的諾貝爾獎。[2]

　　醫學上所謂貧血並不是血液的量不足，而是血液的紅細胞不足，紅細胞的核心是血紅蛋白，而血紅蛋白的核心是鐵。貧血的原因有多種，最常見的就是缺鐵性貧血，臨床常用的是硫酸亞鐵。硫酸亞鐵人體並不能直接應用，需要轉化成卟啉鐵才能被人體利用。動物的血液中含有豐富的卟啉鐵，卟啉鐵的吸收利用好於硫酸亞鐵，因此貧血的患者食用動物的血液有很好的補血作用。

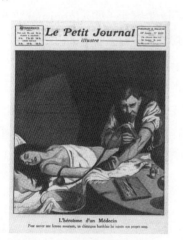

早期的直接輸血

圖為一名醫生正在給生命垂危的患者輸血。

圖片來自：http://ihm.nlm.nih.gov/images/C05544

【2】前引美‧洛伊斯‧N‧馬格納著，劉學禮譯，《醫學史‧第二版》，頁223-224。

　　動物的心臟可以提取治療心臟病的良藥。細胞色素C、心臟激素、輔酶A、輔酶Q最初都是以動物心臟為原料精製而得。[3]細胞色素C可以用於治療心臟疾病引起的缺氧；輔酶A主要用於白細胞減少症及原發性血小板減少性紫癜的治療，對冠狀動脈硬化、慢性動脈炎、心肌梗死等有輔助治療作用；輔酶Q10用於治療病毒性心肌炎，慢性心功能不全。上述藥物的治療作用是多方面的，上面所述僅是關於治療心臟疾病的作用。現在還有以動物心臟為原料提取精製的冠心舒等藥物。

　　動物大腦中含有P物質、腦磷脂、卵磷脂、神經肽、催眠肽等活性物質。由動物腦可以提取多種治療腦神經疾病的藥物。[4]

　　動物的大腦組織中的許多活性成份非常穩定，即使加熱到120℃仍保持生物活性。[5]經過生物技術提取製成的腦蛋白水解注射液又稱腦活素，含有多種氨基酸及腦磷脂、卵磷脂、肽類神經生長因數等，可用于治療原發性癡呆（如Alzheimer型的老年性癡呆）、血管性癡呆（如多發梗塞性癡呆等）和中風後的認知功能障礙、混合性癡呆、腦挫傷或腦震盪後遺症等。

　　大腦不僅通過神經控制人的思維，而且還會分泌許多激素調整人體的功能。用生物製藥技術由動物腦組織可以提取出各種激素，這些激素製成藥物用於人體同樣具有和體內激素相同的作用。從動物腦組織提出的激素主要有：垂體後葉素有升高血

【3】李良鑄，《生化製藥學》（北京：中國醫藥科技出版社，1996），頁4。

【4】前引李良鑄，《生化製藥學》，頁4。

【5】前引李良鑄，《生化製藥學》，頁358。

壓作用,婦科用於引產。縮宮素婦科用於引產、催產、產後及流產後因宮縮無力或縮複不良而引起的子宮出血。加壓素用於尿崩症、食管靜脈曲張出血的治療,也用於中樞性尿崩症、腎性尿崩症和精神性煩渴的鑒別診斷。促皮質素用於皮質功能低下病症的治療。

　　動物的肝臟中含有輔酶A,它對糖、脂肪及蛋白質的代謝起重要作用,可以用於治療脂肪肝、急慢性肝炎等病症。【6】動物肺都含有蛋白質、鈣、磷、鐵、硫胺素、尼克酸、維生素B2,【7】現代臨床研究證明,肺部慢性疾病患者體內上述物質水平均低於正常人,尤其是哮喘病人普遍缺鈣,由此,以肺治肺是一種良好的方法。

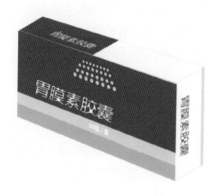

以動物胃的為原料生產的
胃膜素膠囊

為避廣告宣傳之嫌,此圖做了
適當修改,刪除圖上的廠家標
識與商標。

【6】前引李良鑄等,《生化製藥學》,頁4。

【7】趙映前,《中醫臟器食療學》(長沙:湖北科學技術出版
　　社,1995)頁92。

胃與腸是重要的消化器官，動物的胃腸與人類的胃腸不論功能還是組成都非常接近，均有多種消化因數，這些消化因數為正常消化功能所必需。生物技術以動物胃腸為原料提取出諸多消化因數，對於消化不良等胃腸道疾病具有很好的治療作用。現在已經提取出的藥物有胃蛋白酶、胃膜素、促胰液素、胃動素等10餘種，在臨床上用於治療消化潰瘍等各種消化不良的病症。【8】

動物的骨骼中含有骨膠、蛋白腖、軟骨素等物質，現在臨床應用的骨寧是治療關節炎、風濕、類風濕的良藥，其原料是豬蹄經過生物提取技術加工制得。

人與動物的眼睛中所含的成分接近，由房水，玻璃體、水晶體等組成，現在已經有以動物的眼為原料生產出眼生注射液、眼清注射液、眼寧注射液等，這些藥物具有營養眼睛，保護視力，對玻璃體混濁、鞏膜炎、早期老年白內障、視網膜色素變性、輕度近視、視力疲勞等眼病也有不同程度治療作用。目前應用較多的保護視力的透明角質酸滴眼液，其主要原料透明角質酸也是來源於動物的眼組織提取物。

還可以舉出很多例子，早期的甲狀腺素，腎上腺素，腎上腺皮質激素等激素類藥物也皆是以動物相應器官為原料制得。目前有專門的研究用動物器官製備相應藥物的著作出版，如李良鑄等著《生物製藥學》，張麗萍等著《畜禽副產品綜合利用技術》。

現在科學已經證明傳統中醫的以臟補臟理論是正確的，但是這一理論在直接應用時則不能機械的聯繫，直接的作為藥膳

【8】前引李良鑄等，《生化製藥學》，頁4。

食用，或者配伍入複方藥物中是否有效，必須要考慮有效成分的活性和有效成分的含量問題。因此中醫也不可以「以臟補臟」「吃什麼補什麼」之傳統說法不深究其療效，滿足于傳統說法。

　　在今天以臟補臟這一提法應該改為以臟治臟更加準確。而在現在醫學技術指導下的以臟治臟，已經不僅是直接將動物的器官入藥，而且用生物提取技術，可以精製成各種藥物以不同的方式應用於人體，從廣義的理論來看，器官移植同樣是以臟補臟，心臟失去功能的患者補上一顆充滿活力的心臟，腎臟失去功能的患者補上一顆充滿活力的腎臟還有什麼比這來得更有效的「補」呢！那種動輒否定以臟補臟理論以及吃什麼補什麼的人，既是缺乏對古代醫學的正確認識，同時顯示出對現代醫學科技的無知。

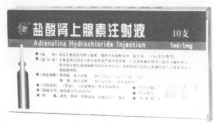

腎上腺素注射液

最早的腎上腺素即來自動物的腎上腺。1893年英國醫生奧利弗（G・Oliver）給患者服用羊的腎上腺，患者動脈收縮，這即是腎上腺素的重要功能，但是當時還不知道此作用來自腎上腺素。受奧利弗研究的啟發，有人開始用動物腎上腺提取藥物，一年後在德國出現了腎上腺素提取物的商品。1897年艾貝爾（J・J・Abel）提取精製腎上腺提取物，命名為腎上腺素。後來藥物化學家不斷努力，解決了人工合成腎上腺素的問題，今天的腎上腺素是用化學合成法生產。

為避廣告宣傳之嫌，此圖做了適當修改，刪除圖上的廠家標識。

30、抗瘧方藥與金雞納

中醫抗瘧方藥

瘧疾是一種古老的疾病，瘧原蟲是致病的元兇。蚊子是瘧原蟲侵入人體的媒介，瘧原蟲侵入人體經過一段時間的繁殖後釋放下一代，所以人體出現發熱與寒戰交替的症狀。此病發作非常痛苦，明朝人陳全根據自己患瘧疾的感受曾寫過一首「瘧疾詞」：

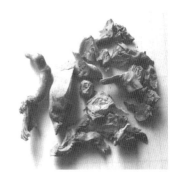

常山藥材

　　冷來時冷得在冰淩上臥，熱來時熱得在蒸籠裡坐。疼時節疼得天靈破，顫時節顫得牙關挫。只被你害殺人也麼歌，真個是寒來暑往人難過![1]

　　中國人很早就認識到了瘧疾，並且找到了有效的治療藥物。《神農本草經》記載有恒山，主治傷寒寒熱，熱發溫瘧。蜀漆，主治瘧及咳逆寒熱。

【1】 http://wenku.baidu.com/view/edae56fb4693daef5ef73d09.html，
　　　2013年7月24日。

常山原名恒山，為避唐穆宗李恒的名諱，後改常山。蜀漆是常山地上部分。現代藥理研究證明常山根水提取液對雞瘧疾有顯著療效，常山鹼丙的抗瘧效價約為鹽酸奎寧的98-152倍。[2]

張仲景對瘧疾的認識更進一步。在《金匱要略》中有《瘧病脈證並治》專章討論瘧疾的病症與治療方案。書中根據瘧疾患者的不同表現分為溫瘧、癉瘧、牝瘧、勞瘧。溫瘧與癉瘧相似，為發熱重惡寒輕的瘧疾；以惡寒為主的瘧疾為牝瘧；瘧疾日久而使身體虛弱成為虛勞又稱「勞瘧」或稱之「瘧勞」；瘧疾經年不愈，日久氣滯血瘀結而成塊稱之為瘧母，現在已經認識到瘧母是瘧疾遷延不愈引起的脾腫大。張仲景根據不同類型的瘧疾制定了不同的治療方劑。治療瘧母用鱉甲煎，主要藥物有鱉甲、射干、黃芩、柴胡、乾薑、大黃、芍藥、桂枝、厚朴、牡丹、半夏、人參等。治療溫瘧身無寒但熱，骨節疼煩，時嘔，用白虎加桂枝湯，方劑組成是：知母、甘草、石膏、粳米、桂枝。治療牝瘧用蜀漆散。方劑組成是蜀漆、雲母、龍骨。治療勞瘧用柴胡去半夏加栝蔞湯，組成是：柴胡、人參、黃芩、甘草、栝蔞根、生薑、大棗。[3]張仲景《傷寒論》中的名方小柴胡湯雖不是為治療瘧疾所設，但是對於治療瘧疾也有很好的療效。

葛洪（284-364）《肘後備急方》記載有30多首治療瘧疾的方劑，最有名是青蒿抗瘧的記載，書中記載：青蒿一把，以水二升浸漬，然後絞取汁，口服。中國女藥學家屠呦呦領導的小組在1967

【2】中國醫學科學院藥物研究所等，《中藥志Ⅱ》（北京：人民衛生出版社：1982）517。

【3】李克光《金匱要略講義》（上海：上海科學技術出版社，1985）頁50-54。

年由青蒿中提出具有優良抗瘧效果的青蒿素，2011年屠呦呦因此獲得拉斯克獎。

中醫不僅發現了治療瘧疾的有效方藥，而且更重視根據不同症狀辨證論治治療各種複雜的瘧疾。而後者更是中醫的精髓所在。

西方提取抗瘧藥奎寧

西方治療瘧疾的傳統方法就是導瀉，而這種方法對於治療瘧疾沒有任何效果。西醫在17世紀前一直沒有找到治療瘧疾的理想藥物，當從美洲帶回金雞納後西方才有治療瘧疾的理想藥物。

金雞納樹皮是南美洲傳統的抗瘧藥，17世紀歐洲人登上美洲大陸後，一位印第安人的酋長把金雞納樹皮抗瘧的作用告訴了傳教士胡安·洛佩斯，並送給他一塊樹皮。洛佩斯用它治好了西班牙殖民官員德卡尼薩雷斯的瘧疾，後來又治好了西班牙駐秘魯總督夫人安娜·金雞納（Cinchon）伯爵夫人的瘧疾。後來就以總督夫人名字命名這種樹皮——金雞納。至此西方人找到可以治療瘧疾的藥物。[4]

應用金雞納治療瘧疾在西方是一件非常有意義的事情，因為一方面應用這個藥顛覆了傳統的疾病理論和治療理論。另一方面金雞納服用後有頭暈等嚴重不良反應。因此在最初受到許多醫生的質疑，後來著名醫學家西登哈姆（Fhomas Sydenham，

---

[4] 高宣亮，《藥物史話》（北京：化學工業出版社，2009），頁21-22。

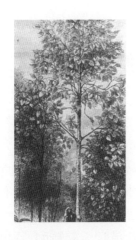

金雞納樹

圖片來自：

http://ihm.nlm.nih.gov/images/A13092

1624-1689）力排眾議，宣導使用金雞納治療瘧疾，這個藥才被西方醫學界接受。[5]

　　1826年法國藥師佩雷蒂爾（Pierre Joseph Pelletier，1788-1845）和卡文頓（Josephl Bienaime Caventon，1795-1877）從金雞納樹皮中提取出奎寧，發現具有非凡的抗瘧作用，於是奎寧成為當時世界聞名治療瘧疾的藥物。[6]奎寧的抗瘧作用比金雞納樹皮提高許多倍，但是不良反應仍然很大，人類並沒有因為發現奎寧這樣藥物而戰勝瘧疾，直到19世紀瘧疾還在世紀大範圍內流行，每年有大量的人因為感染瘧疾而喪生。

【5】前引美‧洛伊斯‧N‧馬格納著，劉學禮主譯《醫學史（第二版）》，頁297。

【6】高宣亮，《藥物史話》（北京：化學工業出版社，2009），頁22。

31、蒙汗藥與毒蘋果

蒙汗藥

服用了蒙汗藥後，人就會變得昏昏然，任人擺佈，這是中國武俠小說經常描寫的情景。對服用了蒙汗藥後身不由己、任人擺佈描寫最為有名的是《水滸傳》中「智取生辰綱」的故事。

楊志押送著生辰綱走到黃泥崗，這時天熱難耐，人既累又渴，恰在這時擔著米酒的白勝出現了。楊志手下人嚷著要買酒解渴，豈不知這正是晁蓋等梁山好漢精心設計的計策，在他們不注意的時候，酒裡已經放入了蒙汗藥。楊志與手下人喝下藥酒後，書中寫道：晁蓋為首的賣棗人，立在松樹旁邊，指著這一十五人說道：「倒也！倒也！」只見這十五個人頭重腳輕，一個個面面廝覷，都軟倒了。那七個客人從松樹林裡推出這七輛江州車兒，把車子上棗子丟在地上，將這十一擔金珠寶貝都裝在車子內，遮蓋好了，叫聲：「聒噪！」一直往黃泥岡下推了去。

這蒙汗藥是什麼呢，何以讓人服後就昏昏然呢？其實蒙汗藥就是古代的麻醉藥。[1]

明代傑出的醫學家張景嶽（1563-1640），在其著作《資蒙醫經》對蒙汗藥有如下記載：「一名鐵布衫，少服止痛，多服則蒙

【1】陳存仁，《被忽視的發明中國早期醫藥史話》（桂林：廣西師範大學出版社，2008）頁51-52。

漢,方用鬧羊花、川烏、自然銅、乳香……多凡九味。研為極細末,服則蒙漢,其方細末,作一服用,熱酒調服,乘飲一醉,不片時渾身麻痺。」[2] 蒙汗藥最早是外科醫生配製的用於手術的麻醉藥,一些江湖惡人得到此方,用以行種種不義之事。

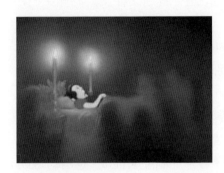

白雪公主動畫片劇照

圖片展示的是善良的白雪公主誤吃了女巫的毒蘋果,昏睡過去了。7個小矮人以為公主死去了,他們不忍離去,正守候在公主的身邊。

毒蘋果

西方許多童話故事中的女巫,經常對善良的人施以魔法,被施以魔法的人或死去或在一段時間內失去知覺。世界著名童話《白雪公主》中就有這樣的情節。繼母嫉妒白雪公主的美貌,予以除之而後快,先是派人去殺白雪公主。當得知白雪公主仍活在人間後,繼母又生一計。

她在鮮紅的蘋果外面,塗上了她調配的毒藥,準備去毒死白雪公主。

「嘿!嘿!白雪公主只要吃一口這個有毒的蘋果,就一定會死去。到那個時候,我就是世界上最美麗的女人了。」然後,王后就

【2】李經緯,《中醫史》(海口:海南出版社,2007),頁273。

打扮成老太婆的模樣，提著一籃蘋果到森林裡去了。壞王后提著一籃蘋果來到了小矮人的小木屋前。

「可愛的小姑娘，你要不要買一個又紅又香的蘋果呀！我送一個給你吃吧，相信你一定會喜歡的。」

本來就很喜歡吃蘋果的白雪公主，看到又紅又大的蘋果，便高興地說：

「哇！這紅紅的蘋果多麼的可愛呀！一定很好吃的。」

於是白雪公主就伸手接過那個蘋果。

結果，白雪公主才咬了一口，就馬上倒在地上，昏死過去了。

童話中壞心腸繼母塗在蘋果上的藥也是一種麻醉藥，因此白雪公主才能昏迷一段時間，最後甦醒過來。據考證這種藥物是由鴉片、毒芹、曼陀羅、莨菪、麝香加酒配製而成。應用的時候或者是服用這種藥酒，或者是將吸有藥液的海綿敷到患者鼻上，患者通過呼吸吸入藥物，達到麻醉的效果。[3] 這類藥物激發起人們無窮想像，文學家據此編出無數感人的故事。不僅有白雪公主這樣美麗的童話，還有莎士比亞悲劇《羅密歐與茱麗葉》，劇中茱麗葉喝下的可以昏睡的藥液也是類似麻醉藥物。[4]

中外古代麻醉藥，組成不盡相同，應用藥量不精確，應用不當，服藥者可能會無法甦醒，或者無法在預計時間甦醒。人類歷經2000多年的探索，才有了今天可以精確給藥，麻醉效果可控的麻醉藥物和給藥方法。

【3】前引洛伊斯·N馬格納著，劉學禮譯《醫學史·第二版》，頁408。

【4】前引卡斯蒂廖尼，程之範譯，《醫學史》，頁277。

32、水蛭吸血是良藥

中醫應用水蛭

　　春秋時，楚惠王一次吃飯時發現酸菜中有一隻水蛭，他裝作若無其事的樣子把水蛭吞了下去。不久腹痛難耐無法繼續用餐。令尹看到楚惠王難以用餐的樣子忍不住發問，「大王得了什麼病啊？」惠王告訴令尹：「吃酸菜時發現一隻水蛭，考慮如果把水蛭挑出來，廚師必然受到刑罰，如果不處罰廚師那就失去了法度的威嚴，依照法律廚師、監廚都要處以死刑，我實在於心不忍。我怕左右人見到水蛭，於是就吃了下去。」令尹離開座位向楚惠王拜兩拜說：「我聽說天道沒有親疏，只是輔佐有德之人，大王您這樣有仁德，上天一定保佑您，疾病不會傷害您。」這天晚上，楚惠王大便排出了水蛭，而且以往所患心腹之積聚也痊癒了。這個故事出自王充《論衡·福虛篇》，王充進一步解釋道：因為水蛭可以吸血，由於水蛭吸食了體內積聚的淤血，因此楚王的舊病才不治而愈。[1] 水蛭是家喻戶曉的吸血動物，同時也是著名活血祛瘀的良藥。上例中或說水蛭吸食了積聚的淤血是不準確的，因為經過烹飪加工後水蛭已經死去不可能吸食積聚的淤血，這個療效乃是水蛭的活血祛瘀作用祛除了淤血。不過中國歷史

【1】東漢·王充著，袁華忠譯，《論衡全譯》（貴陽：貴州人民
　　出版社，1993），頁346-347。

上確有用水蛭吸食淤血治療疾病的記
載。

水蛭又稱螞蝗、螞蜞、蜞。因此直
接用水蛭吸食淤血、膿血的療法中國
古代稱之為「蜞針法」， 蜞針法是中醫
外治法之一。隋唐時代的著名醫學家孫
思邈，曾用活體水蛭吸血法治療一例眼
部血腫的病人。宋代陳自明著《外科精
要》對蜞針法的記載如下：

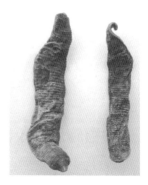

水蛭藥材

僕常治癰癤，不問老幼少壯，初發
癰腫醫作，使用蜞針，亦是開門於出毒氣之一端也，此法載《洪內
翰方》中甚詳，而僕用之，每獲奇效，因而錄之。

凡用癰疽覺見稍大，便以井邊淨泥，敷瘡頂上，看其瘡上有
一點先乾處，即是正頂，先以大筆管一個安於正頂上，卻用大馬
蜞一條（本草名水蛭）安其中，頻以冷水灌之，馬蜞（又名黃蜞）
當吮其正穴，膿血出，毒散是效，如毒大蜞小，須三四條方見功，
腹傍黃者力大，若吮著正穴，蜞必死矣，其瘡即愈。僕累試之，奇
驗。[2]

一條水蛭可以吸血30ml左右，吸飽血的水蛭如同死去一樣
滾下人體。因此有人認為水蛭吸足血便死去。

將死去的水蛭乾燥後就得到中藥材水蛭，水蛭藥材具有非
常好的活血祛瘀作用，許多活血祛瘀的中藥中都含有水蛭。

【2】宋・陈自明著，顾漫校注《外科精要》（北京：中国医药科
　　技出版社，2011），页60。

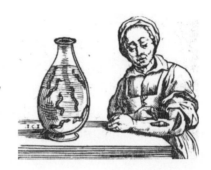

古代歐洲的一位女士
在用水蛭治病

圖片來自：http://ihm.nlm.nih.gov/
images/A29359

水蛭療法在西方

早在古埃及水蛭就是醫生的得力助手，古埃及醫生尼坎德羅斯（200 BC -130 BC）在他保存下來的醫學詩《特裡卡》《阿勒克斯法瑪卡》中都提到水蛭的治療作用，他認為水蛭可以治療有毒動物叮咬或者其他中毒現象的解毒功能。在古羅馬時代到中世紀時期，歐洲人利用水蛭治療扁桃體炎頭疼。拿破崙的外科軍醫更是喜歡用水蛭吸血療法治療各種疾病。

英語水蛭一詞是leech，在古英語裡這個詞還有一個意思是醫生，荷蘭語、丹麥語等西方語言中醫生一詞也與該詞有淵源關係。或許古代西方的醫生經常用水蛭治療疾病，因此人們就以水蛭這個詞為醫生命名。由此可見在西方水蛭與醫學的密切關係。

19世紀前，歐洲的每家藥房都備有一罐活水蛭，用以治療癲癇、痔瘡、結核、頭疼等病。19世紀上半葉歐美人對水蛭療法達到狂熱的程度，那時歐洲有些國家醫用水蛭已經滿足不了需求，不得不靠進口滿足需求，整個西歐水蛭被捕捉殆盡。[3]

【3】美·洛伊斯·N·馬格納著，劉學禮譯《醫學史·第二版》，頁219。

1972年，法國社會安全協會取消了水蛭在醫學上的應用。然而，到了80年代初，隨著再植技術和顯微外科的發展，水蛭又重回醫療領域。

德國醫生麥可森經過研究發現，水蛭「減痛」的關鍵在於它的唾液，因為它的唾液裡面含有幾種消炎的成分，這種成分可以深入人的關節組織。加拿大多倫多大學細菌學教授戴瑟說，水蛭開口咬人的時候，會釋放出一系列的化學物質，而在這些化學物質中，有些具有減少發炎的作用，相當於消炎劑。現在俄羅斯也有很多人接受水蛭療法。

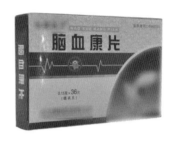

以水蛭為原料生產的治療腦血栓的藥物

為避廣告宣傳之嫌，廠家及其標識、商標均做了技術處理。

現代醫學對水蛭進行了一系列研究，發現水蛭含有多種藥理活性物質，活水蛭唾液內含有水蛭素，具有抗凝血作用，20mg的水蛭素就足以阻止100g人血的凝結。[4]同時水蛭唾液中還含有麻醉物質，因此，人畜被其叮咬時沒有痛感。在顯微外科，如斷指（趾）再植手術出現局部瘀血、腫脹時，往往各種方法都難奏效，並容易導致手指因瘀血而壞死，使得手術失敗。但是，用水蛭在瘀血腫脹的部位吸血，則可使得微循環疏通、腫脹消失而使得再植手術成功。有些內科疾病也應用活體水蛭吸血法來進行治療。用吸血水蛭治療膝關節炎也很有效，與用阿斯匹林和其他物理治療的方法相比，水蛭療法的效果更佳。

【4】郭曉莊，《有毒中草藥大辭典》，（天津：天津科技翻譯出版公司，1992），頁129。

33、有趣的藥名

中國有趣的藥名

1、何首烏

何首烏是中藥中著名的滋補藥，其烏髮作用，家喻戶曉。何首烏名字有一個美麗的傳說：

古時有個叫何田的人，體弱多病，面容憔悴，頭髮枯焦，50多歲尚不思娶妻生子之事。自從吃到一種藥後身體日漸強健，頭上生出了黑髮，漸漸有了娶妻生子的念頭。不久娶了妻子。妻子生了兒子，兒子又生了孫子。何田給孫子起名叫何首烏，他家把這種藥作為家中的補品傳了下去，後來人們就把這種藥命名為何首烏。這則故事出自《圖經本草·何首烏傳》。

何首烏是蓼科植物何首烏的的塊根，又名山首烏、赤首烏。中醫認為何首烏性味苦、甘、微溫、入肝、腎二經，具有補肝腎、益精血的功效。現代藥物研究證明，何首烏能夠促進人體淋巴母細胞的轉化，有降低血清膽固醇、抗動脈硬化和解毒等作用。內服可治血虛、眩暈、耳鳴、失眠。鬚髮早白、腰膝酸軟、肢體麻木。關節酸痛、夢遺滑精、崩漏帶下、久痢、高血脂、慢性肝炎、皮膚疾癢。生何首烏可潤腸通便、解毒，能夠治療淋巴結核。何首烏還是食療的常用藥物，作為保健品與其他藥物、食物配合後有很好的保健作用。

2、當歸

當歸具有補血調經，活血止痛，托毒生肌，止咳平喘等功效。中醫稱之為婦科聖藥，是治療婦科病不可缺少的藥物，經常用於治療血虛面色萎黃、唇甲蒼白、頭昏目眩、月經不調、經少經閉、痛經、月經過多、崩漏下血等婦科

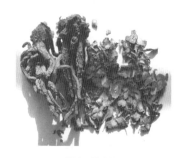

當歸藥材

病。關於當歸還有許多美好的傳說，下面就是其中之一。

相傳有一對恩愛夫妻，男的叫荊夫，女的喚秦娘。夫妻二人過著安居樂業的生活。秦娘懷孕生子後得了產後失血症，多方醫治不見好轉。一天，門口來了一位道人，聲稱管種百草百藥，醫治人間疾病。荊夫去道人那裡去為夫人求治病良方。道人說：荊夫願去求藥，秦娘之病可治。荊夫聽說能治好秦娘疾病，立即義無反顧的隨之前往。到了峨眉山後，道人對荊夫指著一種紫杆綠葉開著白傘形花的植物說：「這就是你要找的那種藥，要得成藥，最少要三年時間，你要精心護理，如有疏忽，時間倍增」。荊夫按道人的指點，辛勤栽培。三年過去，所栽之藥有了收穫，心裡異常高興，準備回鄉給秦娘治病。臨行之時，拜別道人。道人對荊夫說：眼下秦娘病重，正盼你歸，當歸，當歸！」當歸之名即從此來。荊夫拜別道人回到家裡，果然秦娘病已沉重，危在旦夕。他當即將所帶之藥熬好給秦娘服用。服藥後秦娘病情日漸好轉，不久便痊癒。

當歸的傳說還有許多，但是有一點是相同的，那就是妻子患婦科病，丈夫去采藥，妻子服丈夫采來藥後疾病痊癒。李時珍《本草綱目》載：「當歸調血為婦人要藥，有思夫之意，故有當歸

之名」。由此可見上述故事是在一定原型基礎上演變而來。

3、益母草

在遠古時代，一位母親生產後便患了病，久治不愈。大兒子聽說幾十里外有位高明的醫生，便去找那位老醫生，希望能夠得到治療母親病的良藥。大兒子對醫生詳細說明了母親的病情，老醫生說：「治療你母親的病不難，但是十兩紋銀」。大兒子問：「那你的藥在哪裡啊?」。醫生說：「我明早先去采，等你拿錢到這取藥就可以了。」大兒子拿不出那麼多錢，他就想了個辦法，第二天早上偷偷的跟隨在醫生後面去采藥。看到醫生采了很多的葉子如手掌一樣分裂，四棱莖，開粉色或紫色小花的藥草。患者的兒子待醫生下山後也采了一些這樣的藥物。回到家將藥物熬好，給母親喝下。連續幾天後，母親的病就痊癒了。由於這種草藥治療好的母親的病，大兒子就將這種藥命名為益母草。

益母草，有去瘀生新，活血調經，利尿消腫的功效，是用來治療婦科疾病之要藥。尤其適用于產後諸病的治療。

益母草煎劑對子宮有強而持久的興奮作用，不但能增強其收縮力，同時能提高其緊張度和收縮率，因此有利於產婦惡露的排除，和子宮功能的恢復。

西方草藥的傳說

1、夢幻女神──嗎啡

嗎啡morphine一詞源自希臘的夢幻女神 Morphus，中文音譯為馬菲斯。嗎啡來自于罌粟，中國人俗稱大煙。罌粟花很美麗，在古希臘時代就既是觀賞植物又是藥用植物。古希臘已經掌握了從罌粟果實的漿汁製備鴉片。鴉片opium一詞即是由希臘語

漿汁演變而來。18世紀後歐洲藥物學家開始研究嗎啡的化學組成，希望從中提取出高純度的生物活性物質，1803年著名的藥劑師塞提納（F·W·Serturner，1783-1841）由嗎啡中提取出一種從未發現的弱鹼性物質，他將這一發現寫成了論文寄給了《化學年刊》。當時這一刊物的主編法國著名化學家蓋呂薩克（J·L·Gay-Lussac）根據這個物質具有很強止痛，產生幻覺的作用建議將此物質命名為morphine，塞提納接受了這一建議，此後就有了嗎啡這一藥名。[1]嗎啡至今仍是強力止痛劑，但是因為具有強烈的成癮性，因此也成為癮君子的嗜好品。藥學家們為了降低嗎啡的成癮性開發出一系列藥物，但是現在還沒開發出具有嗎啡這樣止痛效果而沒有成癮性的藥物。

2、狐狸的手套──洋地黃

洋地黃（Digitalis purpura）其名字來自拉丁語，digitalis意思是手指，purpura是紫色的。這個名字是因為洋地黃的花的形態得來，洋地黃的花是歐洲的著名觀賞花卉，種植非常普遍，其花很像一個嬌小的手指，或者說是酷似嬌小手指帶著一個袖珍小手套。古代歐洲的醫生為了故弄玄虛，或者說是處方保密，有時將洋地黃寫成狐狸的手套或者處女的手套就是源於此。洋地黃是西方民間應用的歷史非常悠久的植物藥，但是一直沒有引起藥學家在注意。1775年英國植物學家威瑞林（Withering，1741-1799）在一個老婦人手中得到一個治療水腫的秘方，秘方中就包括洋地黃等20餘種藥物。後來經過研究證明該秘方中真正起治療作用的就是洋地黃，經過對洋地黃的不懈研究，1785年他寫成

【1】前引高宣亮，《藥物史話》，頁126-128。

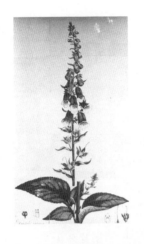

洋地黃

這是畫家索沃比為威瑞林《洋地黃的價值與藥物用途及其在水腫和其它疾病中的實用處方》一書所繪插圖。

圖片來自：

http://ihm.nlm.nih.gov/images/A13206。

《談洋地黃及其實踐中治療水腫疾病的可能性》一書出版。1871年法國人納蒂凡利（Nativelle）發現洋地黃治療水腫的有效成分是洋地黃毒甙，洋地黃毒甙通過增強心臟收縮力，降低心率產生強心利尿的作用，進而有治療水腫的效果。在此之後還發現許多類似的化合物，藥理學上稱之為洋地黃甙類藥物，這類藥物都具有強心的作用，現在已經成為急診室必備的藥物。【2】、【3】

3、美麗的女郎——顛茄

顛茄片是一種常用藥，臨床主要用於治療胃腸道痙攣導致的疼痛，因為可以抑制胃酸分泌因此也用於消化道潰瘍的治療。顛茄片由顛茄提取物製備所得，顛茄是西方傳統的植物藥。

顛茄的植物學名是Atropa belladonna L，Atropa來自于希臘

【2】美‧Jie Jack Li，鄧衛平等譯（上海：華東理工大學出版社，2007）《藥物考發明之道》，頁82-84。

【3】前引德‧伯恩特‧卡爾格‧德克爾著，姚燕等譯《醫藥文化史》，頁64。

命運女神的名字Atropos。在古希臘神話中有掌管命運的三姐妹，人稱命運三女神，大姐阿特洛波斯（Atropos）負責切斷生命線，二姐克洛索（Clotho）負責紡織生命線，三妹拉刻西斯（Lachesis）負責接續生命線。belladonna 來自義大利語，bella是義大利語美麗的意思，donna是女郎的意思。由此可以看出顛茄具有一定的毒性，古代西方一些人經常用顛茄藥液毒害他人，同時也是醫生常用的麻醉藥。顛茄還具有擴瞳的作用，古代西方女性為讓眼睛瞳孔放大而顯得美麗漂亮常用顛茄藥水滴眼，因此顛茄就有了一個美麗女郎的名稱。

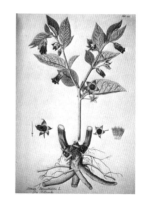

顛茄

圖片來自：

http://ihm.nlm.nih.gov/
images/A28707

顛茄這個藥原產地在歐洲，我國現在已經引進。我國在翻譯這個藥名時考慮到它的毒性，以及服用過量後出現近似瘋瘋癲癲的樣子，而此藥材葉子頗似茄子的葉子，因此命名為顛茄。

1831年德國藥劑師曼恩（Mein）從顛茄中精製分離出了阿托品，後來又有人從顛茄中分離出與阿托品結構類似功能相近的化學成分，從此人們知道顛茄的上述作用都是來自阿托品及其相似的化學成分。[4]

無論是傳統的中藥，還是西方傳統植物藥都有許多美麗的傳說，這些傳說既說出了藥物的療效，也承載著一定的民族文化。

【4】前引高宣亮，《藥物史話》，頁24-25。

34、中西藥食同源

藥食同源在中國

中國素有藥食同源之說，有人考證經典方劑「桂枝湯」就是來源於食療方。[1]《素問‧五常政大論》所說的「穀肉果菜，食養盡之」，這是中醫食養概念較早的記載。唐朝孫思邈在其所著《千金藥方》中有《食治》一章。「夫為醫者，當須先洞曉病源，知其所犯，以食治之；食療不愈，然後命藥。」[2]元朝忽思慧撰寫的《飲膳正要》是一部專講飲食營養的書籍。李時珍《本草綱目》中引用此書很多內容。今天中醫已經形成了《中醫藥膳學》這樣專門學科。

中醫的飲食調養始終以中醫的陰陽五行理論和中藥的四氣五味理論為指導。重視食物的寒、涼、溫、熱四性，因人而異調養治療。如中醫認為：薏米味甘淡微寒，有利水消腫、健脾祛濕作用。對於水腫等有治療作用，脾胃虛寒、津液不足者應該慎用。山楂酸溫。消食化積，行氣活血，散瘀。治療各種食積。脾胃虛弱者當慎用。大棗甘溫，補中益氣，養血安神。可以用於治療脾胃虛弱的消瘦，體倦乏力，以及失眠多夢等，痰濕之人慎用。

【1】前引李經緯，《中醫史》，頁21。

【2】前引張作記等輯，《藥王全書》，頁387。

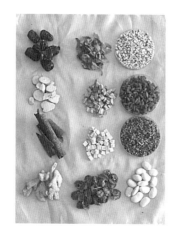

常見藥食兩用的藥物

按由上至下順序左側一列為大棗、山藥、肉桂、乾薑;中間一列為百合、葛根、茯苓、山楂;右側一列為薏苡仁、枸杞、茴香、白扁豆

藥食同源在西方

希波克拉底認為第一個廚子可以說是第一個醫生,[3] 既然廚師成為了兼職醫生,那麼其應用的藥物不言而喻一定是身邊的食物。希波克拉底的著作中記載有許多食療方法,這些食療方帶有濃郁地中海飲食特色,所用治療疾病的食物多是蜂蜜、葡萄酒、大麥粥。諸如:

純葡萄酒與等量的水混合,可治療寒戰和呵欠。[4]
蜂蜜與大麥粥混合均勻,使人緩瀉。[5]

【3】前引美‧洛伊斯‧N‧馬格納著,劉學禮譯《醫學史‧第二版》,頁79。

【4】前引古希臘‧希波克拉底著,趙洪鈞等譯《希波克拉底文集》,頁247。

【5】前引古希臘‧希波克拉底著,趙洪鈞等譯《希波克拉底文集》,頁269。

大蒜使人暖，……對身體有益。【6】

嬰兒若在溫水中多浸洗一段時間，並少喂些淡淡的微熱的葡萄酒，便不易脹肚子。【7】

用水沖得很淡的蜂蜜水對祛痰潤肺很有效。【8】

阿維森納《醫典》記載羊奶、乳酪、羊肉、海棗等有不同的食療作用。

四體液學說是古代西方醫學的重要理論基礎，也是食療理論的基礎。古代西方在飲食上根據四體液的不同體質決定飲食，用食物來糾正體液的失衡，根據個人體液狀態決定應該吃什麼，不吃什麼。因此有人說中世紀的食譜更像是藥典。

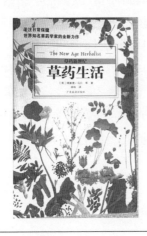

英國學者理查德・馬貝著
《草藥生活》中譯本書影

【6】 前引古希臘・希波克拉底著，趙洪鈞等譯《希波克拉底文集》，頁273。

【7】 前引古希臘・希波克拉底著，趙洪鈞等譯《希波克拉底文集》，頁217。

【8】 前引古希臘・希波克拉底著，趙洪鈞等譯《希波克拉底文集》，頁100。

　　以食物治療常見病這種古老的醫療手段在今天西方仍很盛行。近年英國理查德‧馬貝等編著的《草藥生活》，其中收載很多藥食兩用的食物。如茴香、芫荽、大蒜、香蔥、楊梅、山楂、胡蘿蔔等。當我們的國人情有獨鍾的應用抗生素治療感冒時，西方人卻置之不用，而選用食療來治療感冒。對感冒的治療《草藥生活》收載多則食療方法，下面選錄一則：

　　30g鮮生薑片、1片桂皮、1茶匙胡荽籽、3只丁香、1片檸檬和500ml開水，把所有配料放進水裡煮開，然後熬煮15分鐘，隔渣飲用。每兩小時一杯，也可以添加蜂蜜來改善味道。

　　扁桃腺炎這個國人認為必須應用抗生素治療疾病，此書推薦應用金花菊、百里香、白毛莨浸泡液治療。檸檬等具有很好治療作用的食品有些已擺上當今英國藥店櫥窗。【9】

　　藥食同源東西方亦然，最早的食物都是可以治療疾病的藥物。從《神農本草經》到今天的《中藥大辭典》、《中藥學》都收載諸多的亦食亦藥的食物。西方最早的藥學著作是戴俄斯科利提斯所著《醫藥全書》，此書收載的品種有許多可以在今天西方人的廚房中找到身影。

【9】前引英‧理查德‧馬貝著，胡煒譯，《草藥生活》，（廣州：廣東旅遊出版社，2007），頁163-166。

35、神秘的人形藥物

人參

　　許多中藥都有美麗的傳說，然而傳說最多，最為神奇的莫過於人參。

　　人參因為根具有人形而得名。有關人參的傳說搜集起來，可以編輯成幾本大部頭的著作。人參的傳說縱然很多，但是分析起來一共兩大類。人參既然具有人形，人們就將人參想像成人間的男女，因此其傳說故事皆是以男性的人參娃娃或女性的人參姑娘展開。

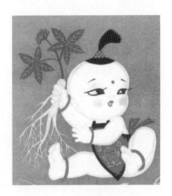

人參娃娃

　　傳說中的人參娃娃都是三五歲的天真活潑的小男孩。生長在深山裡的人參有時就變成娃娃出來玩耍，他們身穿紅色兜肚，頭頂人參紅色的果實熠熠奪目。當人們看到他們的時候，他們很快就變成人參無影無蹤。只有在他們沒有變成人參前，快速的在他們身上綁上一條紅線，這樣他們逃跑後就可循著紅線找到人參。他們有時是單獨的一個，有時是幾個。他們時而在山林玩耍，偶爾也進入人家，助人為善。人參娃娃都是樂善好施之人，他們嫉惡如仇，幫助窮苦的善良人，經常與善良人一同去和為富不

仁的人,官府的人去鬥爭,最後獲勝的一方總是人參娃娃幫助的善良的窮苦人。

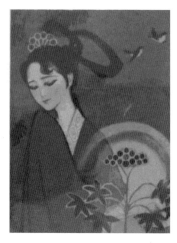

人參姑娘

人參姑娘以如花似玉的靚麗少女為主,偶見三五歲小姑娘。當人參變成美麗姑娘後,往往髮髻上帶著紅色的人參果實。人參姑娘其變化過程與人參娃娃相似,采參人,見到後的手法也幾乎相同。漂亮的人參姑娘與人參娃娃一樣是嫉惡如仇,幫助窮苦人,厭惡富人和官府之人。人參姑娘故事之不同於人參娃娃之處就是美麗動人的人參姑娘常常與他幫助的男主角產生戀情,最後成為美滿夫妻。

天然人參很難采到,因此採挖人參也充滿神秘色彩。上山挖參前要焚香、上供拜挖參的開山鼻祖山鬼爺。在山上見到人參要喊四句「喊山」問答的巫術語言,喊完後用紅頭繩拴住人參然後才能挖參。挖參時不能胡亂說話,有事需要互相聯繫,要用敲樹的暗號互相聯繫。除此外挖參時還有許多禁忌。[1]人參來自五加科植物人參的根,是著名的補氣中藥。用之得當有起死回生之效,歷史上單用人參一味藥治療疾病產生神奇療效的不勝枚舉。與其說人參具有人形不如說人參療效神奇,才有了人參這樣的

【1】鄭小江,《中國辟邪文化》(北京:當代世界出版社,2008),頁208-209。

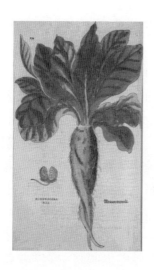

曼德拉草

圖片根的上部很像人的腹部，下面
的支根畫得很像人的兩條腿。

圖片來自：http://ihm.nlm.nih.gov/
images/C03360。

美名。植物的根類具有人形的不只人參，除人參外中藥沙參、黨
參、丹參也因具有人形而得名，但是他們遠沒有人參這樣美麗的
傳說故事。有些具有人形的植物根尚且不能以參的名字命名。如
胡蘿蔔、何首烏等。

曼德拉草

　　曼德拉草是歐洲古代常用的一種藥物。曼德拉草其根分叉，
形似人體，葉子多為橢圓形，開鈴鐺狀的白色或者藍色花朵，果
實為多汁的漿果，近乎正圓。因為它和人參相似也是具有人形。
因此也有眾多的傳說故事，而且因為像人形，傳說中也有男女之
分。

　　傳說普羅米修士為人類盜來天火，受到宙斯的懲罰，因而被
囚禁到高加索山上。一隻鷹每天去啄食他的肝臟，點點鮮血滴落
到地上，在鮮血滴落的地方長出了一種根像人形的植物，人們為

了紀念普羅米修士，將這種草命名為普羅米修士草。後來人們又稱之為曼德拉草。

在採集曼德拉草前要舉行嚴格巫術儀式，選擇一條良犬，並讓狗三天不能進食。經過星象學的計算，選擇日期在深夜或者凌晨去採集曼德拉草，採挖者先面向西方，用蠟堵住耳朵。找到曼德拉草後，採摘者一邊念咒語，一邊用劍尖指著草，並圍著曼德拉草疾轉三圈，並且一定不要碰到它，然後將帶來的狗和曼德拉草用繩子連在一起，繩子要綁緊，這時在狗的前面拋出一塊食物，饑餓的狗向前奔去，便將曼德拉草的根拖出土，此時根會發出痛苦的尖叫聲，狗便應聲倒地。聽到這種尖叫的人也會暈倒，為了防止這種聲音傳出，在其未發出尖叫時，採挖者會高聲吹響號角，目的是蓋過其發出的尖叫聲。莎士比亞《羅密歐與茱麗葉》中茱麗葉曾有如下的道白「曼德拉一樣的尖叫刺破天空，活著的人全都被震瘋了。」[2]

關於曼德拉草的療效也有許多傳說，古希臘人認為具有催情作用，傳說有一隻母象因吃下了曼得拉草而發瘋似地尋找公象。傳說認為它可以帶來幸福財富，遠離疾病痛苦，因此很多人用其製成護身符，以保佑自己平安幸福。[3]

事實上曼德拉草的真正功效是具有一定止痛，麻醉，致幻覺作用。它有很強的麻醉作用，用作止痛藥或是手術麻醉劑。還有作為強力春藥似乎很有口碑。其葉子泡茶，飲後先是興奮，繼而

【2】http://baike.baidu.com/view/134285.htm。

【3】前引德・伯恩特・卡爾格・德克爾，姚燕譯《醫藥文化史》，頁78。

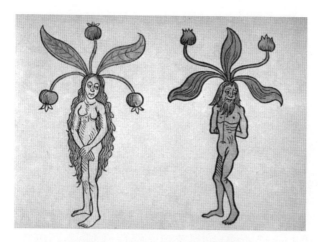

畫成女人和男人形狀的曼德拉草

圖片來自：http://ihm.nlm.nih.gov/images/A28704

精神變遲鈍。亞里斯多德在其著作《睡眠》裡談到，毒茄參（即
曼德拉草）可以起到致眠的作用，中世紀時人們常用其葉制茶服
用，具鎮靜催眠之效。曼德拉草含有大量有毒的致幻成分，這是
巫師當成法寶的理由。曼德拉草來自多種茄科植物，我國華北地
區所產華山參當是此近緣植物。曼德拉草之作用主要是其所含
東莨菪鹼、莨菪鹼等生物鹼的作用。莨菪鹼和阿托品是同一類藥
物，現在的顛茄片就含有莨菪鹼的藥物。莨菪鹼類藥物具有一定
致幻作用，在人們沒有清楚藥物成分和藥理作用時，認為類似曼
德拉草這樣藥物具有神奇魔力也是在所難免。

36、蜂蜜中西皆入藥

蜂蜜在國外

人類在原始社會已經開始食用蜂蜜，最初人類食用的蜂蜜不是飼養的蜜蜂所釀，而是來自蜜蜂在樹洞、岩石巢穴之中，以及由巢穴流出的蜂蜜。

現在看到的資料最早飼養蜜蜂的是古埃及人，西元前2400年時古埃及墓葬中已經有表現養蜂加工蜂蜜內容的繪畫。古埃及人認為蜂蜜來自太陽神的眼淚，可以治療眼病、皮膚病，促進傷口癒合。所羅門（BC.990-BC.925）曾說：「食用蜂蜜吧，我的兒子，因為他能讓你健康！」[1]

希波克拉底時代已經知道蜂蜜具有很高的藥用價值。希波克拉底認為蜂蜜有祛痰、潤肺、止咳、潤腸等功效。在希波克拉底文集中有多處用蜂蜜治療疾病的記載。如：

用水沖得很淡的蜂蜜酒對祛痰、潤肺很有效，然而有時會出現較烈性的、膽液性的、發燙的泡沫樣的大便，但使用純蜂蜜酒比稀釋過的蜂蜜酒更易出現上述情況。這種大便引起額外的嚴重

【1】前引德・伯恩特・卡爾格・德克爾著，姚燕譯《醫藥文化史》，頁34。

損害，它引起季肋部發燙，導致痛苦、四肢擾動以及小腸和臀部潰爛。【2】

你會發現一種叫「蜂蜜水」的飲料在急性病中很常用，它有袪痰、止咳作用。不過，應在如下場合使用它。它太酸時，對不易吐出的痰毫無作用。它袪痰需通過咳嗽。它起潤滑作用，可以說是把痰打掃出氣管。它的潤肺作用還能止喘。假如它連續在這些方面奏效，便會表明非常有效。但是太酸的蜂蜜水偶爾不能成功地袪痰，只是將痰變成黏液，於是使人受害。那些受到致命打擊的人無力咳嗽，堵在通道裡的痰吐不出來，最容易出現上述情況。所以一定要考慮到病人的體力，只在有希望恢復時才給酸蜂蜜水。如果你一定要用它，要用溫的、小劑量的，切勿一次用量很多。【3】

古羅馬人認為蜂蜜具有鎮靜、安神的作用，同時還當成兒童的重要營養品。

阿維森納認為蜂蜜有醒腦提神、提高食欲、促進消化、增強記憶、潤腸通便的作用。【4】

現在西方民間仍然把蜂蜜當成治病的良藥，他們認為蜂蜜具有消炎、止咳、平喘的功效。下面是一則治療咳嗽的食療方：一隻大圓蔥切成圓圈，放進碗裡，倒入蜂蜜，浸泡一夜，第二天早上服

【2】前引古希臘・希波克拉底著，趙洪鈞譯《希波克拉底文集》，頁100。

【3】前引古希臘・希波克拉底著，趙洪鈞譯《希波克拉底文集》，頁101。

【4】前引德・伯恩特・卡爾格・德克爾著，姚燕等譯《醫藥文化史》，頁34。

用，每次一大茶匙，每日4-5次。【5】

化學分析顯示蜂蜜中除多種糖分外尚含有多種維生素，微量元素，乙醯膽鹼，氨基酸等多種成分。現在醫學研究證實蜂蜜具有抗菌消炎、促進組織再生、促進消化、提高免疫力、保護心血管、消除疲勞、潤肺止咳、安神、解酒、護膚美容等功效。

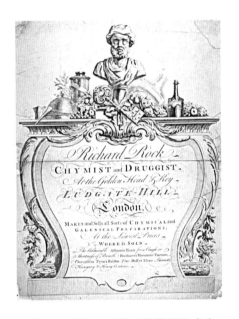

18世紀宣傳含有蜂蜜水等藥劑的廣告

圖片來自：http://ihm.nlm.nih.gov/images/A21045

中醫應用蜂蜜

中醫應用蜂蜜有悠遠歷史，《山海經》言「平遼之山多沙石，實惟蜜蜂之盧」。【6】這是中國對蜂蜜的最早記載。當時人也許還不認識蜂蜜，將有蜂蜜結晶顆粒的蜂巢誤為佈滿沙粒的石頭，山海經的作者告訴人們，那不是石頭，而是蜂巢。戰國時代蜂蜜已經成為貴族的高檔食品，《楚辭・招魂》「粔籹蜜餌，有餦餭些。瑤漿蜜勺，實羽觴些。」這裡展示的是以蜂蜜製成的食品來招回一個高貴靈魂。

【5】前引英・理查德・馬貝著，胡煒譯，《草藥生活》，頁166。

【6】前引曹元宇輯注，《本草經》，頁274。

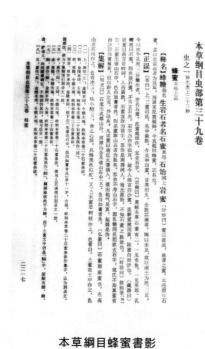

本草綱目蜂蜜書影

從《神農本草經》到今天琳琅滿目的中藥書籍中，只要是談及中藥的書幾乎無不收載蜂蜜。《神農本草經》認為：

> 岩蜜，味甘平。主治心腹邪氣，諸驚癇痙，安五臟諸不足，益氣補中，止痛解毒，除眾病，和百藥。久服強志輕身，不饑不老。[7]

但是早期藥用蜂蜜主要還是來自野外收集，因此稱之為岩蜜。到陶弘景生活的時代，藥用蜂蜜已經有野外採集與人工養殖蜜蜂所釀的明確記載：「石蜜，即崖蜜也……其蜂黑色，似虻、又木蜜、呼為食蜜，懸書間作之。人家養作之者，亦白而濃厚，味美。」據考證中國養殖蜜蜂始于魏晉時代。唐代蘇恭認為「上蜜出氐、羌中最勝」，氐、羌是古代民族，他們生活在絲綢之路上的青海甘肅一帶。由此我們可以畫一個大大的問號，養蜂技術是否由行走在絲綢之路的商賈從中東傳到我國的呢？

張仲景在《傷寒論》中數次應用蜂蜜治療各種疾病，其中的蜜煎方是最早的通便記載：

【7】前引曹元宇輯注，《本草經》，頁274。

食蜜七合,上一味,於銅器內,微火煎,當須凝如飴狀,攪之勿令焦著。欲可丸並手撚作挺,令頭銳,大如指,長二寸許。當熱時急作,冷則硬。以內穀道中,以手急抱,欲大便時乃去之。

又大豬膽一枚,瀉汁,和少許法醋,以灌穀道內,如一食頃,當大便出宿食惡物,甚效。[8]

這或許可以看成是灌腸的鼻祖。

古代文獻對蜂蜜的來源與功效記載最詳細的當屬李時珍。李時珍認為:「清熱也,補中也,解毒也,潤燥也,止痛也。生則性涼,故能清熱;熟則性溫,故能補中。甘而和平,故能解毒;柔而濡澤,故能潤燥。緩可以去急,故能止心腹、肌肉、瘡瘍之痛;和可以致中,故能調和百藥,而與甘草同功。」

現在蜂蜜仍是常用的中藥,民間應用蜂蜜治療各種疑難病的驗方不勝枚舉,中成藥中應用蜂蜜的有糖漿、膏滋、丸劑。在處方中蜂蜜既起滋補,止咳,平喘等治療作用,同時還是優良的矯味劑和賦形劑。能有如此眾多藥用價值的藥物實不多見,這是大自然饋贈給人類的禮物。

【8】前引馬堪溫,《傷寒論新解》,頁413。

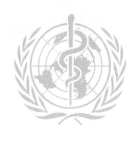

四、醫林人物

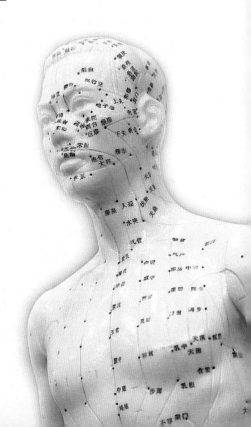

37、蓋倫與張仲景

蓋倫

蓋倫（Claudius Galen，138〜201）
出生於羅馬拍加馬，堪稱實驗醫學的
奠基人。

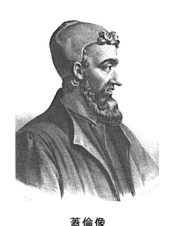

蓋倫的貢獻主要表現在解剖學
上，史料記載蓋倫曾經親自解剖許多
動物。通過對無數動物屍體的觀察，
他得出一個結論：自然以完善的智慧
運行，並且不做無用之事，所以器官
完全是相應於其功用而構成的，而機
體的每一個部分都與一種預先固定
好了的目的相配合。[1] 他相當精確

蓋倫像

圖片出自：http://ihm.nlm.
nih.gov/images/B12561

地描述了大約三百塊肌肉。現在解剖學使用的咬肌、提睪肌、腘
肌、頸闊肌等名稱，都是從蓋倫傳下來的。蓋倫對於大腦也進行
過研究，並能區分出腦的許多結構，12對腦神經中，他認識並描
述了7對。[2] 到十七世紀為止對腦神經的研究仍沒有超出蓋倫

【1】前引意·卡斯蒂廖尼，程之範譯，《醫學史》，頁175。

【2】謝德秋，《古代醫學之集大成者──蓋倫》，《醫學與哲
學》，第5期（1983），頁43。

的認識。

蓋倫在生理學上的貢獻很有限,他試圖以解剖學為基礎建立起生理學。然而他的解剖學是建立在動物解剖基礎上,許多生理功能不是經實驗驗證得出,而是來自哲學的思辨。他在生理學上僅僅發現一些神經的功能,這與他做過角鬥場外科醫生有關。他建立的生理學以四元素為哲學基礎,存在不少謬論。蓋倫認為生命有三要素即:

一是「動物靈氣」,位於腦,是感覺和動作的中心;

二是「生命靈氣」,在心內與血液混合,是血液循環的中心,並且是身體內調節熱的中心;

三是「自然靈氣」,從肝到血液中,是營養和新陳代謝的中心。身體不過是靈魂的工具,他的這一理論後來被基督教接受。[3]由上可見其哲學思辨之一斑。

蓋倫在臨床上的貢獻與其在解剖上的貢獻遜色得多,蓋倫應用最多的是反治法即用熱去治療因寒所致的病,反之亦然。常用的治療手段是放血、瀉下、運動等療法。

蓋倫在藥物學上也有一定成就,蓋倫擅長用植物藥提取的製劑,後世將植物藥提取的製劑稱之為蓋倫製劑,我國一度稱之為加侖製劑。

張仲景

張仲景(150-215),名機,出生在今天的河南省鄧州市。張仲景放棄了以臟器解剖為基礎建立臨床醫學理論體系的方法,走

【3】前引意·卡斯蒂廖尼著,程之範譯,《醫學史》,頁175。

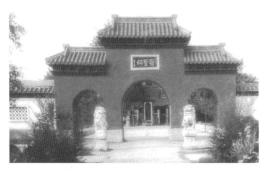

河南紀念張仲景的醫聖祠

了一條與蓋倫迥異的醫學道路。張仲景以中國傳統的陰陽學說為理論基礎建立起辨證論治的中醫臨床理論體系。對感染性疾病以疾病進程與臨床症狀為基礎建立六經辨證體系。

張仲景在解剖生理上沒有什麼貢獻，但是在臨床上有極高的建樹。今天我們常見的感染性疾病，張仲景都設計了非常有效的治療方法。感冒、肺炎、闌尾炎在《傷寒論》中都有詳細的論述，並且制定了有效的方劑。瘧疾在西方人沒有發現金雞納霜前幾乎無有效的治療方法，張仲景時代對瘧疾不僅有了深刻的認識，而且有了有效的治療辦法。糖尿病、冠心病、消化道潰瘍、神經官能症這些不易治療的慢性病，在張仲景的著作中也可找到有效的治療辦法。

張仲景貢獻最大的是傳染性疾病，這和蓋倫形成巨大的反差。

張仲景為長沙太守時，在衙門為病人診脈、開方。坐堂醫的名稱即因張仲景而來。

如果說蓋倫建立的醫學體系是探索自然奧秘的醫學體系，那麼張仲景建立的醫學體系則是實用的臨床醫學體系。

38、承前啟後兩大師

孫思邈

孫思邈生於西元581年，卒於西元682
年，享年一百零二歲。孫思邈是繼張仲景
之後中國醫學史上又一位里程碑人物，他
上承仲景傷寒學說，下啟後世醫學先河。

孫思邈自幼聰穎過人，日誦千言，曾被
稱之為「聖童」。他通曉諸子百家，博涉經
史學術，兼通佛典。但是自幼聰慧的孫思
邈卻幼年多病，為了給他治病家裡幾乎耗
盡所有家產，因此他十八歲時立志學醫。

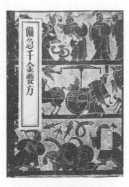

孫思邈著作備急
千金要方書影

由於他聰明好學，因此到二十歲即可為鄉鄰治病。他既對經典醫
學有深刻的研究，又對民間驗方十分重視，一生致力於醫學臨床
研究，對內、外、婦、兒、五官、針灸各科都很精通。有二十幾項成
果開創了我國醫藥學史上的先河，特別是論述醫德思想、倡導氣
功、按摩養生等方面都有前無古人的貢獻。

孫思邈認為「人命至重，有貴千金，一方濟之，德逾於此」，因
此將自己的著作均冠以「千金」之稱，名《千金要方》和《千金翼
方》。《千金要方》全書30卷約80萬字。第一卷開篇是《大醫習業
第一》，要求做一名醫生必須要博覽群書，取各家之長。第二篇
是《大醫精誠》，是對醫生職業道德的要求，堪與《希波克拉底
誓言》媲美。後面幾篇講述診斷、開方等作為醫生的基本業務要

求。第二卷到第八卷分別講述婦科、五官科、諸風病的診斷與治療方藥。第九卷到第十卷講述傷寒方藥。孫思邈之前張仲景的傷寒論曾經一度失傳，唐朝時少有能見仲景之書者，即使見到者也不解其意，因此治療傷寒臨床效果不佳。孫思邈認真研究了仲景的傷寒理論，對其進行歸納整理，並充實了大量治療傷寒方藥。他一方面為後世學者學習張仲景的著作保存了完整的資料，另一方面為研究張氏理論開創了新的方法。第十一卷到第三十卷分別講述各個臟腑疾病，解毒、急救、食療、養生、脈診、針灸等臨床內容。

　　孫思邈對於藥物也很有研究，在民間有藥王的美譽，後人為之建立藥王廟以紀念。《千金翼方》是一部以藥物為主的著作，全書約50萬字，主要講述藥物知識，第一卷講述藥材的採收、道地藥材產地及品種、常見病用藥的選擇，書中對藥物的採收炮製都有詳細的論述。對於道地藥材的產地與品種進行詳細梳理，明確指出133個州所產519種道地藥材。第二卷到第四卷介紹具體藥物的療效。他按玉石、草、木、人獸、蟲魚、果、菜、米穀進行分類，記載1105種藥材。書中還記載很多唐朝時期的外來藥物，如黃婆丸、阿迦陀丸等。第五卷後講述婦科、傷寒、兒科等雜病的治療。

　　他一生著述頗豐計有八十餘部，除上述二部外還有還有《老子注》《莊子注》《枕中素書》1卷，《會三教論》1卷，《福祿論》3卷，《攝生真錄》1卷，《龜經》2卷等，遺憾的是有些已經失傳。

　　他不僅是一位優秀的醫學家，也是一位著名的養生學家，他的著作中有大量養生、保健、美容資料。同時也是一位養生的踐行者，以幼年體弱之軀，學醫後踐行養生之道，故享年百餘歲而

終。[1]

阿維森納

中世紀初期由於政教合一，歐洲進入了史稱「黑暗時代」的時期，這時西方的科技文化中心轉移到了阿拉伯。經過近200年對古希臘、羅馬文化的消化吸收，阿拉伯科技文化的黃金時代來臨了。在這樣的歷史背景下一位偉大的醫學家誕生了，他就是阿維森納（Avicenna，西元980—1037）。

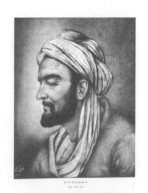

阿維森納畫像

來自：http://ihm.nlm.
nih.gov/images/B29612

阿維森納是他拉丁語的名字，阿拉伯語全名是阿卜・阿裡・侯賽因・伊本・阿卜杜拉・伊本・西納，簡稱伊本・西納。西方中世紀時的人們將他和希波克拉底、蓋倫並列，稱為醫界三大明星，他的畫像至今仍然懸掛在巴黎醫學院的畫廊上。他是一位波斯人，自幼早慧，10歲時即可背誦《古蘭經》，16歲到當時阿拉伯的文化中心巴格達學習醫學，由於其聰慧好學很快取得了很好的學習成績，並取得了王室的信任為親王治病，因此聲名大振。21歲時已經成為聞名遐邇的著名醫生。

阿維森納全面繼承了古希臘哲學的思想，當他全面繼承了希波克拉底和蓋倫的思想體系以後，認為上述思想是醫學的準則，因此他的著作名之為《醫典》，意即醫學的法典。《醫典》問世後很快成為醫生的必讀書，直到十七世紀，仍是歐洲的一些大學的課本。文藝復興後的西方醫學再現古希臘和古羅馬醫學

【1】參考文獻：張作記等輯，《藥王全書》。

科學精神，在很多方面受到了《醫典》的影響。《醫典》現存五卷，第一卷講述醫學的定義及其任務、元素說、氣質和體液說內臟構造和機能；疾病的原因和症候、脈診和驗尿；兒科疾病以及小兒餵養飲食及鍛煉和小兒病預防；瀉下、灌腸、罨法、放血、吸杯、水蛭療法、燒灼等治療方法。第二卷講述單味藥物，其藥學知識主要繼承了戴俄斯科利提斯的著作，同時也補充一些新的藥物，其中還補充了來自中國的一些藥物如細辛、薑黃、郁金、玳瑁等。第三卷講述身體各部疾病。第四卷講述天花、麻疹等傳染病的診斷和治療、外科學以及毒理學、美容減肥手段等。第五卷講述解毒藥、複方藥。阿維森納著作中詳細介紹了脈診，他在這裡借鑒了很多中醫的脈診學，可謂是中西結合的範例。

阿維森納不僅是一位偉大的醫學家，還精通哲學、數學、化學、物理學、天文、地質學，對於音樂、語言、法學也很有研究，其對於歐幾裡德幾何學的研究也極具創造性。

阿維森納的著作中不乏養生保健的內容，他對養生保健十分重視，曾用大量篇幅詳盡講述營養等保健問題。他認為：保持健康的關鍵是鍛煉、飲食、睡眠三者的協調。這種觀點今天看來依然正確。可以適量飲酒，不要豪飲，過量飲酒會引起消化道疾病。但是他卻不是一位養生保健的踐行者。他貪戀酒色，終因身體透支過多，這位阿拉伯世界的驕子，醫學的明星57歲時即劃破天空隕落在沙漠之中。[2]

【2】參考文獻：阿拉伯‧阿維森納著，朱明譯《阿維森納醫典》
（北京：人民衛生出版社，2010）。

39、批判傳統銳意創新兩勇士

吳又可創立溫病學

到東漢時期為止中醫完成了基本理論的框架，中醫理、法、方、藥四大要素都已具備。基礎理論方面已經有了《黃帝內經》問世，臨床醫學「法」與「方」出現了張仲景的《傷寒雜病論》，藥物方面有了中國第一部藥學著作《神農本草經》。此後的中國醫學基本沒有突破上述著作的框架。2000年來醫學史很重要的一項工作就是圍繞上述著作一代一代人以經解經，不厭其煩為之作注釋。

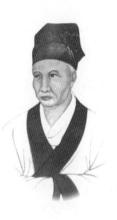

吳又可

(1582-1652)

2000年來中醫一直在尊經泥古的泥潭裡不能自拔。中醫大夫的診室懸掛著「岐黃遺風」，中藥作坊的大堂懸掛著「尊古炮炙」無不用古人裝點門面。

那麼2000年來中醫真的就沒有質疑過經典的嗎？雖然中醫的歷史說成是尊經泥古的歷史也不為過，但是在2000年的歷史中也曾經出現過藐視經典銳意創新的人物。

　　在中醫歷史上首屈一指的創新人物當屬明末清初的吳有性。

　　吳有性（1582-1652），字又可，號淡齋，江蘇吳縣人。一生從事傳染病學研究，1642年凝結著他畢生心血的著作《溫疫論》問世。

　　吳有性的批判精神可謂前無古人，《內經》堪稱中醫的「聖經」，時至今日對此稍有微詞仍要引來一片罵聲。在300多年前吳有性對《內經》的一些理論予以否定更需要極大勇氣。

《溫疫論·序》開篇即是

　　夫溫疫之為病，非風、非寒、非暑、非濕，乃天地間別有一種異氣所感，其傳有九，此治疫緊要關節。奈何自古迄今，從未有發明者。[1]

　　內經認為外感的病的原因有六：風、寒、暑、濕、燥、火。吳有性在其書的開篇就否定了內經外感病體系。春溫、夏暑、秋涼、冬冷是四時正氣之序，如果發生變化，中醫稱之為「非其時」，即倒春寒，夏季低溫，秋氣酷熱，暖冬。非其時導致疫病是《內經》的疫病理論。吳有性認為這些都是天地四時之常事，並不為疫。如此否認了《內經》「非其時」而致病的理論。「膏粱之變足生大疔」「諸痛癢瘡皆屬於心」是內經關於外科瘡、癰、疔、腫病因的認識。吳有性經過實踐觀察得出：「如疔瘡、發背、癰疽、流注、流火、丹毒、與夫發斑、痘疹之類……實非火也，亦雜氣之所為

【1】前引浙江省中醫研究所評注，《<溫疫論>評注》，頁1。

耳。」【2】吳又可將外科感染類疾病歸之於雜氣感染是非常超前的，這比西醫認為外科感染的認識早200多年。

如果說吳有性對《內經》的批判僅停留在對部分理論的批判，而沒有對全書進行批判。那麼他對《傷寒論》的批判則是毫不留情的。

《溫疫論·序》說是批判經典《傷寒論》的檄文也許都不為過，此篇文章說：

> 仲景雖有《傷寒論》，然其法始自太陽，或傳陽明，或傳少陽，或三陽竟自傳胃，蓋為外感風寒而設，故其傳法與溫疫自是迴別。嗣後論之者，紛紛不止數十家，皆以傷寒為辭。其于溫疫證，則甚略之。是以業醫者，所記所誦，連篇累牘，俱系傷寒，及其臨證，悉見溫疫，求其真傷寒百無一二。不知屠龍之藝雖成而無所施，未免指鹿為馬矣。余初按諸家咸謂春夏秋皆是溫病，而傷寒必在冬時。【3】

將《傷寒論》說得如同屠龍之技般毫無用處，以此理論指導臨床治療則是指鹿為馬。在本篇的結尾處他發出了：

> 嗟乎！守古法不合今病，以今病簡古書，原無明論，是以投劑不效，醫者彷皇無措，病者日近危篤，病癒急，投藥愈亂，不死於病，乃死於醫，不死於醫，乃死於聖經之遺亡也。【4】

他不僅在其《溫疫論·序》中對醫界聖人張仲景的《傷寒論》

【2】前引浙江省中醫研究所評注，《<溫疫論>評注》，頁197。

【3】前引浙江省中醫研究所評注，《<溫疫論>評注》，頁1。

【4】前引浙江省中醫研究所評注，《<溫疫論>評注》，頁3。

進行否定,在書的結尾單設一章《傷寒例正誤》批判《傷寒例》文中的錯誤。在2000餘字的文章中有8次用事實對傷寒例的觀點發出反問。雖然這些反問難免有失偏頗,甚至矯枉過正,但是對聖人的著作能夠發出如此大膽的批判與問詰絕非一般人所能為,即使是今天如此大膽的批判張仲景的著作也會遭到中醫界的討伐。

正是由於吳有性敢於蔑視經典,勇於實踐不迷信前人教條,最終才創立了中醫的溫病體系。

吳又可之後的溫病學大家是葉天士,葉天士在臨床治療上很有建樹,但是在理論創新上卻在吳又可之下,葉天士的《溫熱論》只是繼承了「溫邪上受的理論。」葉天士之後是吳鞠通,吳鞠通又一次踏入了尊經的泥潭,他的著作《溫病條辨》是仿傷寒論的體系,開篇就是「《六元正氣大論》曰:……」接下來九段都是以《內經》某篇曰或者《傷寒論》某篇曰開頭,整個《溫病條辨》第一篇《原病篇》幾乎用的都是《內經》和《傷寒論》的觀點,這和吳又可的革命精神形成了鮮明的對比。

大膽反傳統的帕拉塞爾薩斯

羅馬帝國滅亡後,歐洲進入了歷時1000多年漫長的中世紀時代。這一時代與中醫的發展歷程十分的相似,也是尊崇經典,少有發展。亞里斯多德的學說是那時的最高理論標準,希波克拉底、蓋倫是當時醫界的聖人。他們的著作被奉為金科玉律,醫學院校講授的都是希波克拉底、蓋倫、阿維森納的著作。到西元14世紀文藝復興後,在歐洲興起了反叛的熱潮,欲以顛覆當時神聖不可侵犯的經典。

　　帕拉塞爾薩斯（Paracelsus，1493-1541）就是這股反叛熱潮的積極宣導者與實踐者。帕拉塞爾薩斯為自己起的名字就帶有藐視權威的意思。他的名字的意思是高於塞爾薩斯，[5]而塞爾薩斯是西元一世紀古羅馬時代著名的醫生，是古羅馬百科全書的編撰者。帕拉塞爾薩斯生於瑞士的愛恩西頓，父親是一名醫生。他在大學讀書時就對蓋倫著作中的錯誤進行批判，對當時大學教授的狂言妄語表示懷疑，極力反對經院教學模式。由於對大學的不滿他離開了大學，這樣他擺脫的經典教條的束縛，可以毫無限制的對經典進行批判。

　　他提倡親近自然，親近患者，要求學生到大自然中去學習，到患者的床邊去學習，他認為在患者床邊學到的東西要比書本學到得更多。1527他到巴塞爾大學任教，他認為蓋倫的書一無是處，為了表示他對經典的藐視，他當眾焚燒了蓋倫、阿維森納等人的經典著作。帕拉塞爾薩斯焚書過程用今天網路語言來說是非常的雷人。他將蓋倫等人的書放到一個銅盆中，銅盆裡放入硫磺、硝石然後點燃，[6]在劈劈啪啪的聲音中將經典化為灰燼。中國古代也有一位勇於焚燒前人書籍的書生，但是這位書生並非表示對前人的著述不屑一顧，而是正好相反，他將焚燒的書灰吃下去，以告訴世人自己滿腹經綸，是飽學之士。這是對經典頂禮膜拜的一種病態表現和帕拉塞爾薩斯焚書有天霄之別。帕拉塞爾薩斯在自己的著作中寫道：「很少的醫生對疾病及其原

【5】前引意‧卡斯蒂廖尼著，程之範主譯，《醫學史》，頁378。

【6】前引英‧麗貝卡‧魯普著，宋俊嶺譯，《水氣火土元素發現史話》，頁37。

因有正確的知識，但是我的文章不像別的醫生那樣，抄襲希波克拉底和蓋倫，我是以經驗為基礎，用不屈不撓的勞動寫成的，經驗是萬事的最高主宰。如果你們有誰希望深入瞭解醫學的秘密，並且願意在短時期內獲得全部醫學技術，那就到巴塞爾來找我吧，你將會得到比我用語言許諾的更多的東西。」由於他的激進的言辭和行為，巴塞爾大學將其解聘了。他不得不離開了巴塞爾，開始了在歐洲的流浪生活。他先後遊歷了歐洲的許多城市，因此豐富了他臨床經驗。他是世界上最早提出化學物質治療疾病的人，一生寫過300多篇以醫學為主的各類文章。然而他的一生很潦倒，生前沒有一家出版商出版他的著作，但是他對醫學發展的貢獻是巨大的。著名醫學史家卡斯蒂廖尼曾給他以極高的評價：「雖然不同時代的作者對他有不同的評價，然而毫無疑問，他在醫學史是個非常重要的角色。由於他的革新精神，醫學獲得了新的生命、新的方向。」【7】

將吳有性和帕拉塞爾薩斯作一番比較是很有意義的，這樣也許可以發現西醫西元十四世紀後為什麼得到了長足的發展，而中醫卻仍然原地踏步。

吳有性在中醫界是少有的藐視經典，批判傳統，創立新說的人。但是吳有性對於傳統的批判仍然是留有餘地的，他認為張仲景曾經有過關於溫病的書，只是年代久遠失傳了。他在發出「嗟乎！守古法不合今病，以今病簡古書，原無明論」這樣振聾發聵的聲音後卻又說「不死於病，乃死於醫，不死於醫，乃死於

【7】前引意·卡斯蒂廖尼著，程之範主譯，《醫學史》，頁378-379。

聖經之遺亡也」。將醫療的過錯歸之於經典的亡佚，而非經典的錯誤。吳有性的個人境遇要好於帕拉塞爾薩斯，他並沒有因為批判經典而獲罪，以至於影響到生存。但其學說是後繼乏人，溫病學的繼承人沒有在戾氣學說上有任何建樹，而是極力向經典靠攏。

帕拉塞爾薩斯其個人命運是很不幸的，但其批判經典的精神卻在文藝復興後得到極大的發揚。稍晚於他的有維薩里修正了蓋倫解剖學的錯誤，塞爾維特發現了肺循環因而被宗教裁判所判火刑，哈威發現了血液循環……反叛經典的學者如雨後春筍層出不窮。正是這些敢於批判勇於實踐者前赴後繼的努力，傳統的西醫發生了脫胎換骨的改變，走上了實驗醫學的康莊大道。

中醫在吳有性後200年才出現另一位敢於藐視的經典的王清任，王清任在中醫解剖學的貢獻可與維薩里相提並論，但終是孤軍奮戰，收穫甚微，其後再無這樣的勇士。

在文藝復興前中西醫在基礎理論水準方面差別甚微，臨床醫學方面西醫遠遠遜色于中醫。文藝復興後歷經維薩里等人的工作西醫先是在基礎醫學方面超越了中醫，繼則在上世紀中葉在臨床醫學上也大部分超過了中醫。今天西醫一方面與現代科技聯姻，另一方面在吸收包括中醫在內的全人類各民族醫學中的長處，中醫如果繼續在復古尊經的泥潭不能自拔，那麼西醫全面超過中醫將不是危言聳聽的事實。

40、博學的醫生

博學的中醫

醫學知識自古涵蓋著天文、地理、人文多個學科，因此就要求醫生是博學之士，名垂青史的醫學家他們既自己有著豐富的各學科知識，同時更要求學醫之人應該有豐富的知識。

《黃帝內經·氣交變大論篇》裡面引用《上經》的話：「夫道者，上知天文，下知地理，中知人事，可以長久。此之謂也」。[1]此處的道就是指醫道，醫術。醫道要上知道天文，下知道地理，中知道人事，這樣才可以長久，醫道如此學醫之人理應如此。在另一個章節《黃帝內經·著至教論篇》裡再一次明確提到了這個要求。醫聖張仲景《傷寒論·序言》中自言《傷寒論》一書是在：「勤求古訓，博采眾方」基礎上

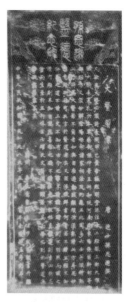

陝西藥王山大醫
習業石碑

【1】前引《黃帝內經·素問》，頁402－403。

完成。

　　對於醫生知識儲備要求最為具體的是唐代孫思邈,他在《千金要方》卷首最先講述的是《大醫習業》,該文章不是很長,全文如下:

　　大醫習業第一

　　凡欲為大醫,必須諳《素問》《甲乙》《黃帝針經》,明堂流注,十二經脈,三部九候,五臟六腑,表裡孔穴,本草藥對,張仲景,王叔和,阮河南,范東陽,張苗,靳邵等諸部經方。又須妙解陰陽祿命、諸家相法、及灼龜五兆、《周易》六壬,並須精熟,如此乃得為大醫。若不爾者,如無目夜遊,動致顛殞。次須熟讀此方,尋思妙理,留意鑽研,始可與言於醫道者矣。又須涉獵群書,何者?若不讀五經,不知有仁義之道;不讀三史,不知有古今之事;不讀諸子,睹事則不能默而識之;不讀《內經》,則不知有慈悲喜舍之德;不讀《莊》《老》,不能任真體運,則吉凶拘忌,觸塗而生。至於五行休王、七耀天文,並須探賾。若能具而學之,則於醫道無所滯礙,盡善盡美矣。【2】

　　他要求醫生不僅要讀醫學書籍,還有學習諸子百家的著作,要瞭解歷史、天文等學科知識,否則將難以成為一名高明的醫生。後人為了讓醫生都能做的如此博學,有人將孫思邈的文章刻到石碑上昭示後人。

　　後世李東垣、朱丹溪、李時珍中醫藥學的巨匠都是飽學之士。明末的傅山對中國傳統文化各學科都有深入的研究。

　　近代中醫大師惲鐵樵、張贊臣等也都是文化功底深厚的中醫

【2】前引張作記等輯,《藥王全書》,頁19。

學家。

古今中醫學大師要求中醫應是飽學之士，要求醫生有豐富的知識並不過分。但是要求每一個中醫必須上知天文、下知地理，則很難做到，事實上古今中醫能做到這一點的也的確不多，甚至可以說是沒有。

西醫同樣博學

古代歐洲的醫生也要學習多門學科，具體要求學習哪些課程現在很難找到。但是從有些著作可以窺見一斑，蓋倫的著作在其死後1700多年一直是

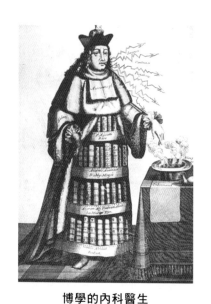

博學的內科醫生

圖片來自：http://ihm.nlm.nih.gov/images/A22082

西方醫生的必修課，我們從蓋倫的著作可以瞭解到古代西方醫生應該掌握的知識，如《論理想的醫生》《論理想的哲學》《論希波克拉底的元素》《論解剖標本》《論動脈和靜脈之解剖》《論肌肉之活動》《論希波克拉底和柏拉圖之教諭》《論病的部位》《論人體各部位之功用》《論醫術》《論治療之方法》。[3]蓋倫的著作除涵蓋解剖、生理、治療等醫學內容還包括古希臘哲學等內容。古希臘哲學和現在哲學著作有著很大的不同，古希臘哲學著作是包括今天的哲學和諸多自然科學的內容。

【3】前引意·卡斯蒂廖尼著，程之範譯，《醫學史》，頁174。

　　蓋倫之後西方醫學又一位里程碑似的人物是阿維森納，他一生著述頗豐，除醫學外涉及有數學、物理、化學、哲學、音樂、文學、天文、地理等多個學科。醫學著作有《論治療》《醫典》。《論治療》是阿維森納寫的一部最大的醫學著作，全書涉及邏輯學、哲學、自然科學、幾何、音樂、天文、算術等內容。其中幾何、音樂、天文、算術在古代西方俗稱「四藝」，是西方讀書人的必修課。《醫典》全書五卷，包括醫學、藥物學、診斷治療等內容。阿維森納之後直到18世紀，他的醫學著作仍是中東地區和歐洲醫生的必修課。[4]《植物學》、《動物學》也是西方醫生的必須要學的內容。由此可見古代歐洲的一名合格醫生也需要學習很多知識，用上知天文、下知地理、中曉人事的知識量來說明當時一名優秀醫生的知識量同樣是恰當的。

　　17世紀有些漫畫很能說明那時醫生知識儲備之豐富，下面這幅畫就是其中之一。畫上醫生的衣服是由大部頭的精裝書組成，寓意著一名醫生應該讀的書。張口說出的是蓋倫的處方及其治療方法。這幅畫稍作改動用，將精裝書換成中國古代線裝書，將說出的蓋倫的藥方換成麻黃湯、桂枝湯、小柴胡湯、來說明中醫同樣適合。

【4】前引阿拉伯·阿維森納著，朱明譯《阿維森納醫典》，頁297-299。

41、兼職外科醫生

西方的兼職外科醫生

西方早期的外科醫生地位十分低下,以至於希波克拉底宣言中告誡學生不得從事外科工作,薩拉諾醫學院也要求他的學生不得從事外科。 歐洲古代從事外科的多是理髮匠,因此在古代理髮匠就是外科醫生的代名詞。

安布羅斯·巴累(Ambroise Paré 1510-1590)在西方有外科之父的美譽,巴累的家族世代是理髮師兼外科醫生。他的父親和叔父都是理髮師兼外科醫生,他們在理髮之餘從事著傷口治療、燒灼術、膿腫切開的治療工作,同時還配製一些治療外傷的藥膏。給顧客實施放血,吸杯術治療也是他們的一項工作。巴累先是在巴黎學藝,出徒後成為一名專業醫生。後來參軍成為一名軍醫,由於他的聰明才智,在治療戰傷上取得了令人矚目的成就,成為當時軍中的偶像。[1]

巴累不同于其他理髮師外科醫生的是他在前人的基礎上有所創新,不因循守舊,為了證明藥物的療效敢於用實驗結論否

【1】英·羅伯特·瑪格塔著,李城譯,《醫學的歷史》(廣州:希望出版社,2003),頁91-93。

定前人的定論。巴累以後外科醫生逐漸從理髮師分離出來，有了專業的外科醫生。但是理髮師作為兼職外科醫生一直持續到巴累之後很長一段時間。

古代西方浴池的搓澡師傅也扮演這一部分外科醫生的工作，他們同樣從事吸杯術，放血等治療工作。

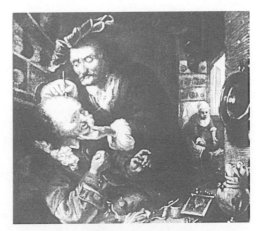

一位理髮師外科醫生正在為患者進行治療

圖片來自：http://ihm.nlm.nih.gov/images/A23196

中國的兼職醫生

中國古代理髮師也是兼職醫生，在40前的理髮館裡還可見到理發師正骨的身影。我小的時候，在上世紀70年代，我們家鄉的小縣城，人們如果脫臼，骨折了首先想到的不是去醫院，而是去找一位理髮師傅。這位老師傅年紀大了以後，不能做需要很大體力的正骨等工作，於是就收個徒弟從事正骨工作。他們主要從事的是骨折、脫臼復位的治療，沒有從事動刀的外科治療工作。

在理完發之後應顧客之邀為其進行按摩這個傳統在中國很普遍，100年前的北京風俗畫中也記載有理髮師為顧客按摩治療的情景。為骨折、脫臼患者治療也不會是我家鄉那個小縣城所獨

有，接骨在古代是很多從事按摩治療人員的分內工作，治療脫臼
也是如此。

　　按摩拔罐在今天仍然是搓澡師傅的必修課，在浴池裡常常見
到搓澡師傅從事按摩、拔罐治療工作。我國江南一帶浴池中搓澡
師傅的按摩功夫尤其值得稱道。

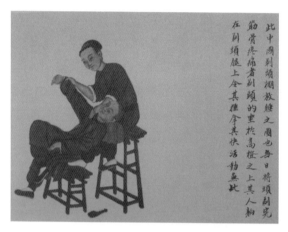

一位理髮師正在為顧客進行按摩

這是一幅清末的繪畫，畫面上一位理髮師傅正在為顧客按摩，畫面右面
的文字大意是：理完髮後，如果有顧客筋骨疼痛，理髮師就對其進行推
拿按摩，非常的舒服。

圖片來自：清・佚名，王克友譯《北京民間風俗百圖》（北京：北京圖
書館出版社，2003），頁17。

42、中西江湖郎中

中國的江湖郎中

中國的江湖郎中，因為居無定處，街頭巷尾，集市廟會是他們行醫之處，因此又叫走方醫，他們手握搖鈴，所以還有鈴醫之稱。鈴醫一般文化很低，良莠不齊，技術皆為師承或家傳，秘不外宣。其術有些來自於歷代家傳，有些從各種醫書學來簡便易行之法加以改造，成為他們的傳家寶。鈴醫常將自己的方法稱為仙方或託名神授，或者說是由某得道高僧傳授，或者是道士親傳。鈴醫相互之間互相詆毀，炫耀自己的方術，這些也為有學問醫生所不齒。即使身懷絕技的鈴醫，對其技術也是知其然不知其所以然。

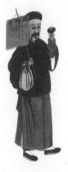

繪製與清代的鈴醫圖

畫面上的文字：此中國串鈴賣藥之圖也，其人系江湖之土郎中，微通醫數，明點藥性，口有倭才，即往各省遊藝，一手持串鈴搖動，一（「手持招牌上寫藥名」。原畫面脫落上述文字）不等，看病時，目視其色，言能變化，尚代賣藥，無非求衣食也。

圖片來自：清·佚名，王克友譯《北京民間風俗百圖》（北京：北京圖書館出版社，2003），頁96。

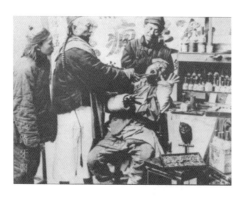

**清末北京街頭的江湖郎中
在拔牙**

照片的文字是馬路牙醫

　　清代趙學敏（1720-1805）曾經密切接觸一些走方醫，獲得了他們的信任，潛心研究鈴醫的技術和藥方，收集到大量有價值的治療方法，彙集成書名曰《鈴醫串雅》又名《串雅》意即讓不見經傳的鈴醫登上醫學的大雅之堂。

　　趙學敏的著作開篇曰：

　　負笈行醫，周遊四方，俗呼為走方。其術肇於扁鵲，華佗繼之。固其所傳諸法與國醫少異，治外以針刺蒸灸勝，治內以頂、串、禁、截勝，取其速驗，不求萬全也。[1]

　　這裡點明了鈴醫的行醫方式，淵源、治療原則及其方法。頂藥多有上行作用，因此常有湧吐作用；串藥多下行，常有導瀉作用；截藥就是立即改善疾病症狀的藥物。[2]禁法用一些芳香避穢藥物組成袪蚊蟲防病的藥方加上符咒祝由的一些方法。

　　鈴醫以四項技術見長：拔牙、點痣、去翳、捉蟲。點痣就是用

【1】清・趙學敏《串雅全書》（北京：北京中國中醫藥出版社，2006），頁10。

【2】前引清・趙學敏《串雅全書》，頁11。

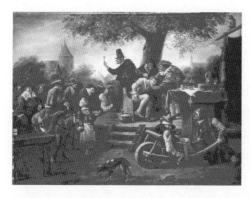

歐洲歷史上在集市賣藥的
江湖醫生
圖片來自http://ihm.nlm.nih.
gov/images/A24433

藥物除去瞖的治療技術，瞖是眼睛外覆蓋的一種影響視力的膜
狀物，白內障即屬於此類，去瞖就是去除這個瞖膜。捉蟲即是祛
除人體的寄生蟲。這裡不乏玄虛騙人之術。【3】

　　從趙學敏收集的《串雅》看，鈴醫所用方藥有些確實具有很
好的療效。有些還有待於發掘。但是江湖醫生中言過其詞的吹
噓成分和各種騙術也俯首即是，因此其名聲一直不佳。

西方的江湖郎中

　　世界各國都有江湖郎中的身影，身份低下，文化不高是他們
的共性。因此常常受到正規醫生的詆毀，為了表現他們身手不
凡，吹噓誇大療效就成了他們的家常便飯，甚至用些類似魔術的
手段欺騙大眾。西方的文藝作品中諷刺江湖醫生的作品甚多。
在德語裡江湖郎中寫作Quacksalber，據說這一詞彙來自荷蘭語
kwaken，本意是模擬鴨子的叫聲；在英語中則寫作Quacks，也有

【3】前引清・趙學敏《串雅全書》，頁11。

像鴨子一樣嘎嘎叫的意思,在西方多種語言中將江湖醫生與嘎嘎叫的鴨子相提並論。

拔牙、賣藥在西方也是江湖醫生的必修課,俗話說:「牙疼不是病,疼起來真要命」。鄉村很難找到高明的醫生,這就給江湖郎中留下了市場,在集市村口常常可以看到江湖醫生擺攤設點,大展身手。他們用一些可以減少疼痛的藥物,將病牙拔下,解決了患者的病痛。當然談不上嚴格的消毒,所以感染也是在所難免。

江湖醫生也不能全靠騙術,握有一技之長也是必須的,否則很難在江湖上混。他們往往配製一些藥物到處兜售,集市是人最多的地方,也是江湖郎中賣藥的好地方,他們經常由一個集市轉移到另一個集市去推銷他們的藥物。

為了吸引人們的眼球,他們通常還要會一些魔術等技術,目的是在集市上引起人們注意,進而讓患病者到他這裡治病。17世紀德國的卡爾·貝爾納是一位以治療疝氣見長的江湖郎中,為了引起人們的注意常常在集市搭台表演,表演時他點燃繩索,穿梭其間。結果一次不小心跌落下來,因此殞命,**【4】**成為人們議論的笑談。

江湖郎中社會名聲不佳,某些人的確身懷絕技,經常做出一些恐怖大膽的治療,這也是中外江湖郎中的拿手好戲。這些中西方區別甚小,所區別的不過是具體技術。

【4】前引德·伯恩特·卡爾格·德克爾著,姚燕譯,《醫藥文化史》,頁74。

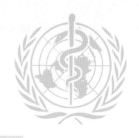

五、人文大觀

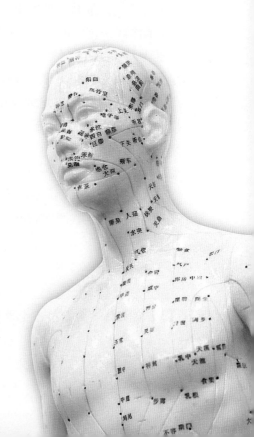

43、扁鵲與喀戎

人馬──喀戎

　　喀戎（Chiron）在中國的譯名不一，有奇戎、奇隆、刻龍、奇龍等，他是古希臘神話中半人半馬族中精通醫術的神人。半人半馬族簡稱人馬族，歷史學家認為人馬族是古希臘人對遊牧民族的稱呼，古希臘人最初很少騎馬，他們遠遠看到騎馬的人就以為是上半身為人身體下半身為馬體的神人。

　　古希臘認為喀戎是醫學的創始人，傳說手拿蛇杖的醫神阿斯克來皮斯是喀戎的得意門生。阿斯克來皮斯把從喀戎那裡學來的醫術傳給兒子馬卡昂和女兒許革雅（Hygeia），現在英語、德語等西方語言衛生一詞hygiene就是來自許革雅的名字。[1]

　　喀戎醫術很高明，《荷馬史詩》中記載在特洛伊戰爭中他曾參與救治傷患。歌德在詩劇《浮士德》中通過浮士德對喀戎讚美道：[2]

【1】前引德・伯恩特・卡爾格・德克爾著，姚燕譯《醫藥文化史》，頁14。

【2】原書此處譯為刻戎。

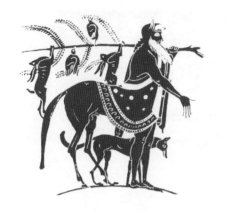

西元前520年陶罐上畫的喀戎

圖片來自：http://ihm.nlm.nih.
gov/images/A12462

你是名醫，遍知百草，
根裡的奧妙你都知道，
你治癒病人，減輕傷患的痛苦，
我用心身的全力將你抱住！
而喀戎自述道：
英雄在我身旁負傷，
我總能夠幫他治癒；
可是後來我卻把醫方
傳給那些女巫和僧侶。【3】

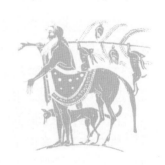

　　歌德的詩對喀戎的身世及其業績進行了全面的詮釋，歌德的詩無疑以古希臘故事為依託，從上述詩句可以看出喀戎不僅精通醫術而且還是位神農一樣的人。

【3】德・歌德著，錢春綺譯《浮士德》（上海：上海譯文出版
　　社，1982），頁460-461。

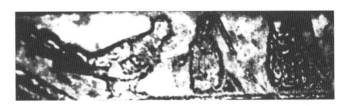

東漢神醫扁鵲浮雕像

畫中扁鵲右手切脈，左手在為病人進行針刺治療。

人鳥 —— 扁鵲

扁鵲的名字在中國可謂家喻戶曉，人們經常用「扁鵲再世」讚譽醫生醫術高明。扁鵲是載入史冊的第一位醫學家，《韓非子》《呂氏春秋》《戰國策》《史記》等書都記載有扁鵲的事蹟，司馬遷作《扁鵲倉公列傳》更使扁鵲名垂青史。

有學者對上述記載扁鵲的史料進行考證比較，發現各種史料記載的扁鵲史實很矛盾，時間跨度相差近二百年。根據各種史料的比較，學者們得出扁鵲並不是一個人的結論：歷史上有多位扁鵲，在遠古人們將醫術高明的人都稱之為扁鵲。扁鵲之名來源於一種鳥，《山海經·大荒南經》記載巫山有黃鳥和帝藥，而黃鳥掌管玄蛇，由此可見黃鳥即是巫山神醫。神醫扁鵲用蛇藥治病或用蛇作標幟，所謂「黃鳥」，實是一種代表醫（或者是巫醫）的神話形象。【4】

【4】周策縱，《古巫醫與六詩考》（上海：上海古籍出版社，2009），頁53-54。

上世紀70年代，在山東出土一批東漢畫像石。其中四塊墓石上面有半人半鳥神話題材的浮雕。人鳥胸部以上是人，有兩手，胸以下為鳥，有長翅和長尾，身體很像是喜鵲。人鳥面對著披髮跪坐的眾人，一隻手握著為首的來人的手腕；另一手則作揚舉之狀，或是徒手無所握，或是握一短棒狀的東西。這四塊浮雕的技法和風格都不盡相同，似非一墓所有，但內容卻大致一樣。

史學家們考證認為這人鳥形象的浮雕就是史書記載的扁鵲。而雕像塑造的形象正是扁鵲為一個病人切脈，同時又在進行針砭的形象。[5]

咯戎、扁鵲是醫學的先祖，由於古人缺乏醫學知識，困惑與疾病的危害，因此更加崇拜醫術高明的醫生，以至於最後把醫學的先祖塑造成一半是人一半是動物的神仙。傳說中的古埃及醫神伊姆霍普泰也曾是半人半神的形象。[6]由此我們也可以看到中外古人思維是何其相似。

【5】前引周策縱，《古巫醫與六詩考》，頁55-56。

【6】前引美·洛伊斯·N·馬格納著，劉學禮主譯《醫學史·第二版》，33頁。

44、蛇與中西醫

中國古代的醫與蛇

　　蛇屈曲盤旋，居無定型，行無痕跡，行動詭異，來去迅疾而無蹤跡，許多蛇有劇毒，噬咬人畜後瞬間即可使其斃命。因此蛇在許多民族的傳說中都充滿神秘的色彩，故而人們認為能夠駕馭蛇的人都具有超人的威力。遠古將生病的原因多責之於神靈，而能夠治癒疾病的人都具有非凡的能力。殷商時代巫術盛行，更是如此。早期的先民觀察到蛇每蛻一次皮後都獲得了新的生命力，由此人們想到了死而復生，由於古人信奉以毒攻毒的治療原則，蛇即成為治療疾病的的藥物。又由於上述原因，蛇便和醫發生了密切關係。

　　在中國蛇與醫學的關係最早記載在《山海經》中，雖然《山海經》是一部帶有濃郁神秘色彩的書，但也為我們描繪出遠古祖先的生活縮影。

　　《山海經》中多處記載人面蛇身之怪，以及操蛇之人（神仙或者巫）。《山海經·海外北經》記載：

　　　夸父國在聶耳東，其為人大，右手操青蛇，左手操黃蛇。[1]

【1】袁珂校譯《山海經》（上海：上海古籍出版社，1985），頁201。

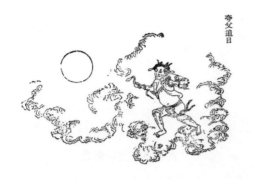

夸父追日

夸父追日

夸父國在聶耳東，其為人大，右手操青蛇，左手操黃蛇。

《山海經·海外西經》還有如下記載：

巫咸國在女醜北。右手操青蛇，左手操赤蛇，在登葆山，群巫所從上下也。[2]

此兩處這裡記載的是可以操蛇的人，和醫學還沒有發生關係。有人考證認為《列子》中愚公移山故事裡的操蛇之神即源於此。《山海經·海內西經》記載有：「開明東有巫彭、巫抵、巫陽、巫履、巫凡、巫相、夾窫窳（讀：yà yǔ）之屍，皆操不死之藥以距之。」[3]這裡醫和蛇開始有了聯繫，巫彭、巫抵、巫陽、巫履、巫凡、巫相都是上古著名的巫醫。窫窳者是蛇身人面之天神。這段話描述的是六位巫醫為蛇身人面的天神治療疾病情景。《山海經·大荒南經》的記載進一步完善了醫與蛇的關係：「有巫山者，西有黃鳥，帝藥八齋。黃鳥于巫山，司此玄蛇。[4]此處的八齋

【2】前引袁珂校譯《山海經》，頁192。

【3】前引袁珂校譯《山海經》，頁226。

【4】前引袁珂校譯《山海經》，頁258。

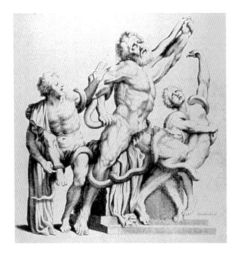

古希臘雕塑拉奧孔

圖片來自：http://ihm.nlm.nih.
gov/images/A30235

有二種解釋。其一是齋館，其二是齋通齊，齊在中醫古籍中即是
劑。按前一種解釋就是天帝有八處放置藥物的齋館，依後一種
解釋就是天帝有八種藥物。玄蛇是黑色有紅色花紋的蛇。鳥又如
何掌管蛇呢？在自然界中除鷹等大型飛鳥，諸如黃鳥這樣的小鳥
只能成為蛇口中的美味。著名歷史學家周策縱考證此處之黃鳥
不是鳥，而是人，是古代的神醫，此神醫就是家喻戶曉的扁鵲。

　　現在醫與蛇的形象已經逐漸清晰，將為蛇治病與操蛇之神
結合在了一起，成為掌管蛇的醫生。《山海經·海內西經》又為操
蛇之醫配了一把木棒或曰手杖。原文如下：「蛇巫之山，上有人，
操柸而東向立。一曰龜山。」【5】「柸」據考證就是木棒的意思。
此句翻譯過來就是：「掌管蛇的巫醫居住在山裡，手操木棒向東
站立，那座山又叫龜山。」這裡遠古神醫的形象已經漸漸清晰，

_____

【5】前引袁珂校譯《山海經》，頁226。

一位一隻手拄著木棒，一隻手操著蛇，或者是將蛇纏繞在木棒上的神醫正向我們走來。這和西方醫神的形象是多麼相似，這是遠古東西方醫學交流的痕跡，還是東西方先祖都選擇了蛇，借助蛇的靈異之力治療疾病？中國古代這種蛇與醫的形象是什麼時候失傳的呢？遠古神話人物夸父的讀音與古希臘拉奧孔的讀音是否有些相似呢？夸父追日力盡，渴極而死。拉奧孔這位特洛伊城的祭司在特洛伊戰爭中為了保衛特洛伊城，阻止特洛伊人將藏有希臘人的木馬運進城中，而得罪了阿波羅（太陽神）等天神，最後天神雅典娜派遣的兩條巨蛇將拉奧孔和其兩個兒子咬死。夸父與拉奧孔都死得非常悲壯。上述神話的相似的內核不是很值得思考嗎？

中東地區蛇與醫學的故事。

《吉爾迦美什史詩》（The Epic of Gilgamesh）是目前已知世界最古老的史詩。早在四千多年前就已流傳于美索不達米亞地區。該書第三部中有一段故事再一次講述了蛇與醫學的關係。

吉爾迦美什具有神和人的雙重血統，恩奇都是他最要好的朋友。不幸是恩奇都染上重病，面對瀕臨死亡的摯友，吉爾迦美什發誓一定要找到能夠治療朋友疾病的藥物。吉爾伽美什開始了艱難跋涉，他趁著黑夜翻過通向太陽的馬什山，不顧半蠍人帕比爾薩格的阻攔，在用盡了120根船槳以後終於渡過死亡之海來到目的地。烏特納比西丁接待了他但並未滿足他的要求，而是讓他經過6天7夜不睡覺的磨難。吉爾伽美什的行動感動了烏特納比西丁的妻子，她告訴他海底有一種可以讓人起死回生的草藥。吉爾迦美什潛入海底得到了那種神奇的草藥，他攜帶著起死回生

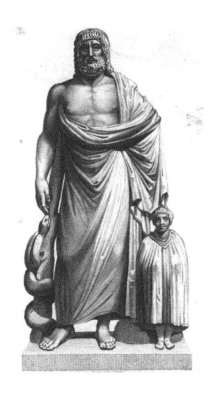

阿斯克來皮斯雕像

圖片來自：

http://ihm.nlm.nih.gov/images/B01092

的草藥，準備返回去醫治朋友的病。然而長期的爬山涉水使吉爾伽美什勞累過度，返回的途中他昏睡了過去。在他沉睡時，一條大蛇偷吃了他的仙藥，結果大蛇蛻掉一層皮返老還童。歷經千辛萬苦采來的仙藥被蛇偷吃了，吉爾伽美什感到非常沮喪，但是因此他悟到了蛇蛻皮與生命的關係。

希臘學者Ioannis Kordatosr認為，《吉爾伽美什史詩》與荷馬史詩《奧德賽》有著微妙的淵源關係，而拉奧孔的故事則是荷馬史詩中的一個情節。中東地區是東西方交流的通道，許多東西方的文化在流傳過程中發生不同程度的嬗變，蛇與醫學的故事也許在這裡進行了嬗變。

古巴比倫的醫神有甯朱爾撒格（Ninchursag）、尼努塔、尼那祖等，他們將蛇稱之為薩善，將其作為行醫的符號，並尊之為治療之神，同時作為醫療標誌的還有木棍。

西方古代的醫與蛇

阿斯克來皮斯（Aesculapius），古希臘的醫神，傳說他是太陽神阿波羅（Apolo）與柯洛尼（Coronis）之子。在希臘到處都有供奉他的神廟，現在尚存有三百多處，神廟中奉著他的雕像，他拿著一支長的手杖，上面圍繞著一條蛇。關於阿斯克來皮斯柱著蛇杖行醫治病有多種傳說。常見的是下面二個版本：

傳說 一

希臘神話中克裡特之王米諾斯的兒子不幸溺死，米諾斯失去愛子悲痛不已，命人將阿斯克來皮斯抓來將愛子復活。阿斯克來皮斯被關在一個秘密監獄裡面，他正在苦思冥想如何讓王子復活時，一條蛇爬上了他的手杖，心煩意亂的他用手杖將蛇打死。不久，又來了一條蛇，口裡銜著一種草，後來的這條蛇將草放在死蛇的頭上。很快那條死蛇恢復了生機，兩條蛇爬出了阿斯克來皮斯的監舍。阿斯克來皮斯由此受到了啟發，他宣稱找到了讓王子復蘇的藥物，於是米諾斯將他放出。他用蛇銜來的藥草救活了王子格勞科斯。從此阿斯克來皮斯的手杖上就纏繞上一條蛇為人治病。

傳說 二

阿斯克來皮斯經常到山裡采藥，一次他看到一條僵直的老蛇一動不動地躺著，忽然脫去一層皮變成一條強壯又年輕的花斑蛇了。他從這件事就悟到這就是返老還童的道理，於是他將此蛇捉住纏在腰間，手中拿著能治病的藥草，在人間行醫。現在天

文學中稱為蛇夫星座的形象即來源於此。

任何神話與現實生活都有著千絲萬縷的聯繫，或者說是現實生活的一種扭曲的寫照。阿斯克來皮斯蛇杖的傳說同樣與遠古克裡特人的生活有關，克裡特有著崇拜蛇的傳統，曾有崇拜蛇的拜蛇教派和蛇神。克裡特對蛇神的崇拜又為邁錫尼文明所繼承，在邁錫尼城堡的室內祭所中，曾

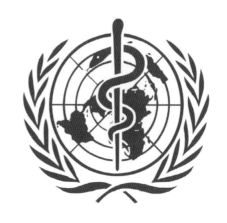

現在世界衛生組織WHO的標誌

出土大量身上盤蛇的女神偶像；克裡特人崇拜的女蛇神亦出現在西元前8世紀的藝術作品中。而這些又被後世的古希臘人所繼承。古希臘的神廟同時也是治療疾病的場所，神廟外面飼養許多蛇用於治療疾病。許多人生病後到廟上許願，然後住在廟裡，晚間廟中的祭司就用蛇舐噬患者治療疾病，患者疾病痊癒後要還願，還要向神廟捐款，將治療的經過撰寫到石碑上。從19世紀末考古學家開始挖掘這些神廟的遺址，到目前為止已經從神廟遺址出土多塊記載治癒各種疾病的石碑。

阿斯克來皮斯拄著一支長的手杖上面纏繞著一條蛇。這個形象現在已成為世界醫生職業的標誌。

45、醫林票友蘇東坡與歌德

蘇東坡

蘇東坡（1036-1101）是中國文學史上一座高峰，中國古代士大夫中的一位全才。文章、詩詞、書法堪稱超一流水準，其瀟灑豁達的人生令後世無數文人傾倒。林語堂在《蘇東坡傳》中說道：

> 蘇東坡的人品，具有一個多才多藝的天才的深厚、廣博、詼諧……其他詩人是不能望其項背的。這些品質薈萃於一身，是天地間鳳毛麟角，不可數數見的。[1]

蘇東坡不僅在詩、文、書、畫上取得了輝煌的成就，而且旁及醫學，留下不朽的著作。

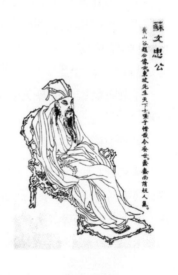

蘇東坡像

【1】林語堂，《蘇東坡傳》（天津：百花文藝出版社，2004），
　　原序頁6。

　　蘇東坡與宋朝的許多名醫都有交往，尤其與宋代著名醫學家龐安時交往甚篤。他與醫界朋友交往過程中很重視收集各種有效的方劑，並且將方便有效的方劑推廣到民間。在杭州期間，蘇東坡自己出資建立安樂坊，三年時間治癒患者逾千人。宋朝的嶺南是流放犯人的地方，遠離中原文化，落後、缺醫少藥，他在被貶嶺南期間用薑、蔥、豉煮湯治療瘴氣，使無數人受益。

　　後人將蘇東坡收集的藥方整理彙集成冊並且併入沈括編寫的《良方》，名之曰《蘇沈良方》。《蘇沈良方》原書15卷，現存10卷本和8卷本。書中收載方劑、灸法、煉丹、養生保健等內容。全書收載方劑150首。[2]

　　後人對此書評價很高，《四庫全書提要》盛讚道：「宋士大夫通醫理，而軾與括尤博洽多聞，其所徵引，於病症治驗，皆詳著其狀，鑿鑿可據。……即有奇密之方，世不恒見者，亦無不精美絕倫，足資利濟。」[3]

　　蘇東坡最推崇的藥方是聖散子，為此寫下《聖散子》《續聖散子》。

　　聖散子藥方如下：

　　草豆蔻（去皮面裹炮十個）、木豬苓（去皮）、石菖蒲、高良薑、獨活（去蘆頭）、附子（炮製，去皮臍）、麻黃（去根）、厚朴（去皮，薑汁炙）、薰本（去瓢、土炒）、芍藥、枳殼（去瓢、麩炒）、柴胡、澤瀉、白朮、細辛、防風（去蘆頭）、藿香、半夏（薑汁制各半

【2】前引李經緯，《中醫史》，頁205。

【3】曾棗莊，《蘇軾評傳》（成都：四川人民出版社，1984）頁291。

兩）、甘草一兩炙、茯苓（半兩）。

此方有一定的抗菌、抗病毒、調節胃腸功能興奮神經等作用。對於感冒、胃腸炎、消化不良等疾病有較好治療作用。此方辛熱藥物為主，陰虛患者當慎用。

關於此方的應用蘇東坡在《聖散子》中寫道：

藥性小熱，而陽毒發狂之類，入口便覺清涼。此藥殆不以常理而詰也。若時疾流行，不問老少良賤，平旦輒煮一釜，各飲一盞，則時氣不入。平居無事，空腹一服，則飲食快美，百疾不生，真濟世衛家之寶也。

在《續聖散子》中寫道：

聖散子主疾，功效非一。去年春，杭州民病，得此藥，全活不可勝數。

此方得來頗不容易，蘇東坡在《聖散子》一文中記載道：「其方不知所從出，而故人巢君谷世寶之。以治此疾，百不失一。既得之，謫居黃州，連歲大疫，所全活者不可勝數。巢甚秘此方，指松江水為誓盟，不得傳人。予竊隘之，以傳蘄水龐君安時。龐以醫聞於世，又善著書，故以授之，且使巢君名與此方同不朽也。」[4] 蘇東坡與巢君如何發誓不得而知，然在相信神靈的的時代，蘇東坡為天下人得到此方救治敢於有違誓言，不懼神靈之威，精神實在難得，仁愛之心昭之日月。1000年前之封建士大夫與今日之人民公僕高下可見。

---

[4] 宋沈括、蘇軾，《蘇沈良方》，（北京：中國醫藥科技出版社，2012），頁30-31。

　　蘇東坡對於煉丹術、瑜伽也有一定的研究，這在他的詩文中也不乏記載。

　　蘇東坡這位瀟灑的文人，豁達的智者，冥冥中對自己的歸宿也有著預感。1101年五月到金山遊金山寺，見到寺內李龍眠子畫的蘇東坡像，題詩一首。

> 心似已灰之木，
> 身如不系之舟。
> 問汝平生功業，
> 黃州惠州儋州。[5]

　　蘇東坡在金山小住，即去常州，到常州後染上痢疾，月余後一代名士駕鶴而去，或許是為蒼生黎民少受病痛之苦瀆瀆神靈折了陽壽，是年不過66歲。

歌德

　　百度百科這樣評價歌德（Johann Wolfgang von Goethe1749－1832）：「是18世紀中葉到19世紀初德國和歐洲最重要的劇作家、詩人、思想家。歌德除了詩歌、戲劇、小說之外，在文藝理論、哲學、歷史學、造型設計等方面，都取得了卓越的成就。」有評論家認為歌德在德國文學史的地位相當於中國的李白。歌德不僅在文學藝術諸多領域取得輝煌成就，在自然科學領域中也取得了不菲的成就，他一生129卷作品中有13卷是科學著作。歌德在

【5】吳鷺山，《蘇軾詩選注》（天津：百花文藝出版社，1982），頁271。

醫學上的成就也甚為突出。

　　歌德19歲那年，得了一場大病，歷時一年多方痊癒。在這一年中歌德遍試了醫藥、煉丹術、神學各種治療手段。在這期間歌德也開始接觸到了醫學和煉丹術。為日後的研究和寫作做了初步的準備。【6】

　　在其巨作《浮士德》主人公浮士德身上就有著醫學家、煉丹家帕拉塞爾薩斯的身影。借浮士德之口詠出的詩句：

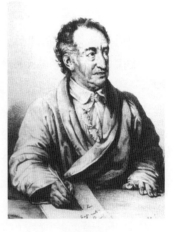

歌德像

> 古代文獻，難道它是神泉，
> 喝上一口就能永遠療渴？
> 不是你自己靈魂的湧泉，
> 不會使你得到精神爽適。【7】

　　這完全是帕拉塞爾薩斯向傳統挑戰的心理獨白。

　　對於煉丹術的描寫也是基於這一時期的接觸。魔女丹房的一段描寫：

　　矮灶上放一隻大鍋，鍋下生火。從鍋內升起的熱氣中呈現出各種幻影。雌長尾猿坐在鍋旁撇去浮泡，防其沸溢。雄長尾猿

【6】尚丹梅，《歌德傳》（瀋陽：瀋陽出版社，1997），頁40-47。

【7】前引德·歌德著，錢春綺譯，《浮士德》，頁39。

和小猿們坐在旁邊取暖。牆壁和天花板上點綴著魔女奇特的工具。[8]

　　如果沒有接觸過煉丹術的人很難做出這樣詳細的描寫。

　　康復後的歌德進入斯特拉斯堡大學，這時他接觸到許多醫學生，經常和他們在一起，聽他們講人體解剖等，這激起了歌德很大的興趣。歌德開始旁聽醫學專業的課程，經過一段時間學習，歌德的醫學知識增長許多，和醫學生聚會也可以侃侃而談。歌德豐富醫學的知識令醫學生們刮目相看。[9]在斯特拉斯堡學習的醫學知識為日後的解剖研究奠定了堅實的基礎。

　　在魏瑪期間歌德開始對醫學進行了深入的研究，讓他在醫學史上得以留名的發現就是1784年歌德發現了人類的顎間骨，1784年3月，他給友人的信中寫道：「我找到的既不是黃金也不是白銀而是人的顎間骨，我是比較了洛德恩人的頭骨和動物的頭骨後得出結論的。我有了一個解剖學上的發現，這太重要了。」人的顎間骨是與上顎骨長在一起的極不易發現的小骨頭，而動物的顎間骨倒顯而易見。在此之前學術界普遍認為認為：人和動物的區別就在於沒有顎間骨。歌德的這一發現推翻了這一觀點。歌德將這一發現寫成論文卻遭到一些學者的否認，論文未能發表。很多年後，這一發現才廣為人知，這不能不說是一種遺憾。

　　歌德在生物學上還有許多重大的發現，有些研究成果已經逼近了進化論，而這要這些成果比達爾文早了將近100年，對於歌德這樣的詩人來講有如此巨大的科學發現不能不讓人讚

【8】前引德・歌德著，錢春綺譯，《浮士德》，頁140。

【9】前引尚丹梅，《歌德傳》，頁51。

歉。【10】

　　在山水之間，放浪形骸這是詩人的共性。歌德也非常喜歡旅遊，在一生中遊歷過歐洲許多地方。有些地方歌德數次登臨，1831年歌德第三次也是最後一次登上吉息爾漢山，歌德曾經於1783年，在此別墅牆壁題詩一首，1813年歌德再次來此，將筆跡重新描一遍。詩的題目是《遊子夜歌》，詩很短僅有8行：

> 群峰
> 一片沉寂，
> 樹梢
> 微風斂跡。
> 林中
> 棲鳥緘默。
> 稍待
> 你也安息。

　　82歲的歌德看著34歲時寫的詩，仿佛聽到了上帝的召喚，讀後老淚縱橫，獨自朗讀著最後一句「稍待，你也安息。」走下山去。一年後歌德離開人世。【11】

【10】前引尚丹梅，《歌德傳》，頁196-198。

【11】德·歌德等著，錢春綺譯，《德國詩歌選》，（上海：上海文藝出版社，1982）頁97。

46、達・芬奇與傅山

達・芬奇

達・芬奇（Da Vinci，
1452~1519）是一位具有劃時代意義
的文化巨擘，義大利文藝復興三傑
之一，是整個歐洲文藝復興時期最
完美的代表，他的出現標誌著文藝
復興進入鼎盛時期。世人對他的評
價極高，在美術、建築、醫學等領域
都作出了非凡的貢獻。即使是對美術

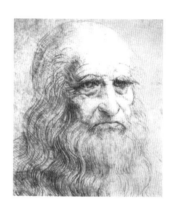

達・芬奇自畫像

沒有任何研究的人也知道《蒙娜麗莎》《最後的晚餐》這樣的巨
作。作為藝術家他在美術史上留下了重重的一頁。

達・芬奇自幼聰明，14歲學畫，不久就超過了老師。達・芬奇
不是一個高產的藝術家，但他的每一件作品都是傳世佳作。

達・芬奇的繪畫在寫實的基礎上尤其善於表現人物的內心
世界。《蒙娜麗莎》的微笑令後世幾百年的人傾倒，有無數作家，
畫家著書立說探討蒙娜麗莎的微笑。其代表作《最後的晚餐》
畫中的各個人物內心世界刻畫的淋漓盡致。畫面展示的是耶穌
對著門徒說：「你們中間有一個人出賣我了」的瞬間。聖・菲力

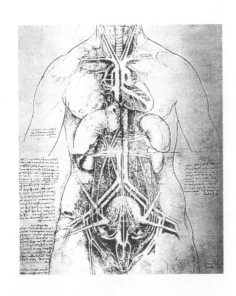

達‧芬奇繪的人體解剖圖

圖片來自：http://ihm.nlm.nih.
gov/images/A22110

浦按耐不住地跳起來，帶著不可捉摸的疑問轉向基督，欲表白自
己的真誠的純潔。老雅各極度憤慨，好象在表示：這簡直不可思
議。聖‧多馬則向基督舉著食指向上，說這怎麼可能呢。猶大，他
心虛地急忙扭動身子，驚恐地想遠離基督，並且慌忙地握緊告
密所換來的錢袋，戰慄而害怕地斜視著基督。猶大的形象塑造
的最為成功，據說是以修道院院長為原型塑造的。

　　達‧芬奇不僅在美術史上留下重重的一頁，在醫學史上同樣
作出了傑出的貢獻。在維薩里之前，達‧芬奇就開始親自解剖人
體，史料記載他曾經解剖過30具不同年齡的男女屍體。繪製了幾
十本人體解剖圖，他不僅進行過宏觀人體結構的研究，還研究過
微觀的人體結構和人體生理功能。

　　達‧芬奇認真觀察過子宮的形狀和胎兒發育。在此之前醫學
界認為子宮是一個有硬壁倒置的瓶子，形狀與動物子宮相同但
有二個角。他經過觀察糾正了這兩個錯誤。他認識到人的子宮沒

有硬壁，柔軟且具有絨毛，是單房的，並沒用二個角。他將大腦進行了分區，而且注意到了大腦神經的存在。達‧芬奇對循環也做過深入研究，他利用機械學，水利學的有關知識，研究瓣膜的功能，他將蠟注入牛的心臟以觀察心臟內部結構的關係。他在觀察中發現了右心室的節制帶，這是前人沒用發現的結構。

達‧芬奇同時代的許多畫家、雕塑家都進行過人體解剖。但是他們都沒用達到達‧芬奇的高度。達‧芬奇是第一個不受蓋倫影響進行人體解剖研究的人，把人體解剖的描繪提高到前所未有的程度，他對肌肉、骨骼、也都有深入研究。沒有達‧芬奇的工作，很難說會有維薩里的成就。[1]

傅山

傅山（1606~1684），山西太原人，初名鼎臣，字青竹，後改字青主，明朝滅亡後拒不降清，康熙年間曾經被詔入京，到北京附近誓死不進京城。後為道士，隱居家中。傅山是明末清初的詩人、書法家、畫家、醫學家、思想家，可以說是一位百科全書式的人物。尤其在書、畫、醫三方面貢獻尤為突出。

中國畫傳統分為四個等級——能品、妙品、神品、逸品。能品乃是形象生動準確；妙品乃是筆墨精妙，技法嫻熟、得心應手之作；神品乃是刻畫事物的精神本質達到了至高境界。逸品乃是筆墨技法達到極致而產生的無法之法，是「奇思異想」加上「妙手偶得」的結果。傅山傳世之作皆是逸品這已是畫界定論。他的

【1】前引意‧卡斯蒂廖尼著，程之範主譯，《醫學史》，頁 348-353。

繪畫以古拙之筆墨呈現一種高雅的意境，給人一種磊落不凡桀驁不馴的氣概。其代表作《丘壑磊砢圖》，取材于自然景物，以寫生適意的方式創作而成，此畫體現了傅山借景物抒發心中憤懣不安、以平靜、抑鬱不得志的情感。画面飛瀑、紅楓、山石、長廊、層次分明，條理清晰，氣勢宏偉，給人一種如臨其境的感覺。畫面以紅色基調為主，這是傅山以明朝遺民自居作畫的一大特徵。

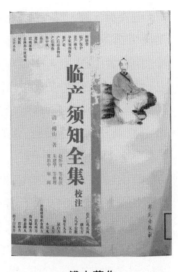

傅山著作

封面人物為傅山畫像

傅山的繪畫對後世影響很大，現代國畫大師潘天壽受其影響頗大，潘天壽對傅山評價也很高，他說「清朝繪畫陷於形式之摹擬，而少有振展，惟傅山等抱道自尊，故於繪畫各有奇特的造詣，尤其影響清初畫學者不少。」

後人評價傅山「詩不如字，字不如畫，畫不如醫，醫不如人」。

傅山的繪畫尚在其醫術之下，其醫術怎能不激起我們的好奇心！

傅山在醫學上，有著巨大的成就。他內科、婦科、兒科、外科，均達到極高的造詣，尤以婦科成就最高。最為有名的著作是《傅青主女科》。此書又名《女科》二卷，成書於十七世紀，至道光七年（1827）方有初刊本，後收入《傅青主男女科》中，合刊本多《傅氏女科全集》。該書論述簡明扼要，理法方藥嚴謹而實

用,重視肝、脾、腎三臟病機,善用培補氣血、調理脾胃之法,頗受後世醫家推崇。對於血崩的認識尤有新意,他認為「夫人有一時血崩,兩目昏暗,昏暈在地,不省人事者,人莫不為火盛動血也。然此火非實火,乃虛火耳」。認識到血崩這一危急之症虛的本質,為後世遺方用藥奠定了基礎。傅山在書中還創制許多名方。如完帶湯、加減逍遙散、易黃湯,這些方劑至今仍是臨床應用頻率較高效果明顯的方劑。

傅山曾在太原三橋街設立「衛生館」,他不僅醫術高超,而且醫德高尚。對待病人不講貧富,一視同仁,在相同情況下,則優先貧人。有需要出診的病人他不怕山高路遠,也親自出診。遇到貧窮的病家他不要酬金,甚至免費送藥。對於那些前來求醫的闊佬或名聲不好的官吏,則婉詞謝絕。他曾經說:「好人害好病,自有好醫與好藥,高爽者不能治;胡人害胡病,自有胡醫與胡藥,正經者不能治。」[2]

通過對達·芬奇與傅山在繪畫、醫學上的貢獻的簡單瞭解,我們可以發現,達·芬奇的工作主要是研究人體的奧秘,醫學史上對達·芬奇的評價極高,但是並沒有他從事臨床治療疾病的記載。傅山雖在醫學上有卓越貢獻,但是並沒有研究過人體結構。通過這二位巨匠的簡單比較我們可以發現,他們的區別就是中西醫區別的縮影。

【2】http://baike.baidu.com/view/53479.htm,2013年7月20日。

47、男醫生女患者的尷尬

懸絲診脈到疾不避醫

中國古代男女授受不親,為男女交往設置了鴻溝,但是女人生病時必須面對男醫生,這無疑是一種無法逃避的尷尬。為了解決這一不得不面對的尷尬局面,古人可謂是煞費苦心。

《西遊記》第六十八回「朱紫國唐僧論前世,孫行者施為三折肱」中寫道:朱紫國國王患病,孫悟空為其診脈,通過「懸絲診脈」,診斷國王為「雙鳥失群」之症。《西遊記》是一神話小說,但是懸絲診脈卻並非吳承恩杜撰,歷史上的確有其事,故事的男主角就是歷史上的著名醫學家孫思邈,而女主角是唐太宗的皇后。唐貞觀年間,李世民的長孫皇后懷孕已逾十月仍未分娩,反而重病纏身,臥床不起。太醫已束手無策,唐太宗為此終日愁眉緊鎖。一日,唐太宗問徐懋功道:「皇后身患重病,經多位太醫診治,百藥無效。卿可知哪裡有名醫?請來為她繼續治療才是!」徐懋功聞言,將孫思邈推薦給太宗。於是唐太宗命人將孫思邈召進了皇宮。穿著粗布衣衫民間醫生孫思邈怎能接近皇后的「鳳體」。於是他叫來了皇后身邊的宮女細問病情,同時要來太醫院的病案認真審閱。他經過仔細地分析研究已掌握了皇后的病情。然而這樣就開方顯然不可,弄不好有欺君之罪。因此必須要對皇后詳細診斷一番,親自切脈是不可以的,仔細思考後孫思邈

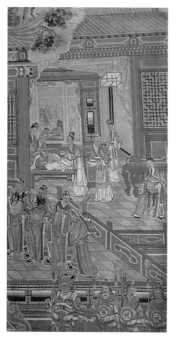

孫思邈懸絲診脈圖

畫面右側坐的是孫思邈，手中有一絲紅線，紅線一端系在床上皇后腕上。圖左側是大臣，下麵是持有兵器的武士。可見給皇后診病隨時有殺頭的危險。

想出個辦法。他讓人取出一條紅線，宮女把線一端系在皇后右手腕上，一端從竹簾拉出來捏在孫思邈手上，由此創造了懸絲診脈。孫思邈診完皇后的脈稟告皇上：皇后是難產，需要針刺。經唐太宗允許，孫思邈吩咐宮女將皇后扶近竹簾，孫思邈看准穴位紮入一針。很快一聲啼哭嬰兒呱呱墜地。[1]

在清宮醫案中也有懸絲診脈的記載，關於懸絲診脈的真正意義，有人請教過曾為清宮內眷診過病的當代中醫大師施今墨先生。施今墨介紹說，懸絲診脈可說是亦真亦假。所謂真者，確曾有其事；所謂假者，懸絲純粹是一種形式。原來，大凡後妃們生病，總要由貼身的太監介紹病情，太醫也總是詳細地詢問這些情況，諸如胃納、舌苔、二便、症狀、病程等。為了獲得真實而詳盡的情況，有時太醫還要給太監送些禮物。當這一切問完之後，太醫也就成竹在胸了。到了懸絲診

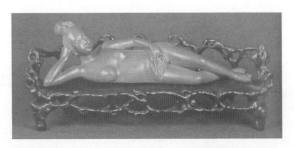

這是一件很寫實的清代木雕，醫史學家李經緯認為是宮廷之中為診病之需製作的模具。從沒有裹足這點看，所雕人物應該是一位滿族女性。

脈時，太醫必須屏息靜氣，沉著認真。這樣做，一是謹守宮廷禮儀，表示臣屬對皇室的恭敬；二是利用此時暗思處方，準備應付，以免因一言不慎、一藥不當而招禍。【2】

　　僅僅診脈並不能確定病情，有時還必須知道患者何處不舒服，為了方便的說明疾病所在，於是有人製作了幾近裸體的女性雕像，以用來診斷疾病時醫患之間交流，指明病在何處或是何處不舒服。現在流傳下來的雕像材質有象牙和黃楊木，從材質看不是一般醫生所能具備，推測是宮廷所用。

　　上述是宮廷女性診病的情況，而更多的民間婦女患病很難享受上述待遇。孟子曰：「男女授受不親，禮也；嫂溺，援之以手者，權也。」為了解決男醫生女患者的尷尬有人提出了「疾不避醫」的理論。於是醫生可以在受限的條件下，接觸患者的身體。下面這幅插圖就是那種尷尬情形的真實寫照。一名男醫生在為女患者切脈，但是不能面向患者，而是目視遠方，凝神思索。患者的

【2】http://baike.baidu.com/view/524371.htm，2013年7月20日。

丈夫坐在一邊，還有一位女婢在一邊充滿好奇的偷窺。

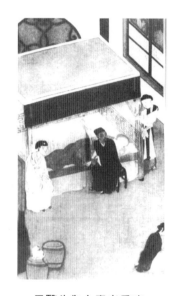

男醫生為女患者看病

西方男醫生同樣尷尬

　　西方雕塑、油畫等藝術品中不乏裸體形象，裸體藝術是藝術家表現的一種精神境界，而不是現實的真實寫照。如果憑西方裸體藝術認為古代西方男女交往隨便，那麼等同於憑中國的春宮圖認為中國古代是性開放一樣的荒唐。

　　古代西方也是男醫生為主，女醫生很少，只有從事接生工作時才有女性參與。女患者的人體同樣是不可輕易接觸。

　　聽診器的發明即源于男醫生為女患者看病。19世紀前，西方醫生經常將耳朵直接貼在患者胸部或者背部瞭解心肺的功能。1816年法國醫生雷奈克的診所來了一位年輕女性心臟病患者。面對這個年輕女患者，當時同樣很年輕的雷奈克感到直接將耳朵貼在患者胸部很為難。情急之下找到了一張厚紙。雷奈克將厚紙卷成紙筒，一端放到患者的胸部，一端貼近自己的耳朵。結果奇跡出現了，他清晰得聽到了患者心跳，而且比以往的效果更好。此後雷奈克將紙筒改成木筒，後人又經過不斷改造，這樣就有了今天的聽診器。

即便是聽診器早期應用時也受到一些女性的抵觸，《劍橋醫學史》有一段記載：維多利亞女王在彌留之際表示出了對聽診器的極大厭惡。女王的最後一位醫生雷德在回憶錄中記載他和女王二十多年的接觸中，從沒有見過女王的身體，只是在女王瀕危時才看見一次女王的身體。女王死後這位御醫才知道女王患有脫肛與子宮脫垂。【3】

由於男女交往的不便，即使是女王也只能忍受病痛折磨，而不肯向醫生講明自己的病情，進而得以解脫。

19世紀以前在西方從事接生的助產士多是地位低下的婦女，

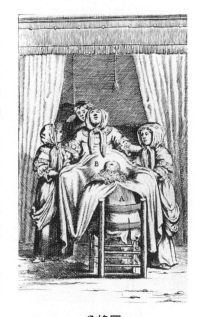

分娩圖

圖片來自：http://ihm.nlm.nih.gov/images/A30120

她們沒有什麼文化，接生時很少使用器械。而有文化的醫生多是男性醫生，他們很看不起助產士。這樣就出現一個矛盾，生產時如果請一位女性助產士則地位低下，貴族婦女很難接受；否則只能請男性醫生，而面對尷尬的局面。維多利亞時代的有些貴族女性曾經說：寧可談論死亡，也不願意和男醫生談論「婦科疾

【3】前引英·羅伊·波特主編，張大慶主譯，《劍橋插圖醫學史》，頁60。

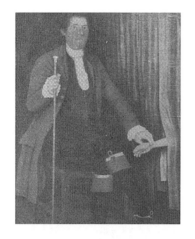

一位西方醫生正在給一位女患者診脈

這是1780年的一幅油畫，畫面上一位醫生正在給一位女患者診脈，患者在帳子內僅僅伸出一隻手，醫生表情凝重。充分展示了一個男醫生給女患者看病的尷尬情節。仔細觀察此畫和上面那幅中國古代醫生診脈的的情節十分相似。

病」。【4】這只能是一種想法，事實上不得不經常的面對，因此不得不採取各種權宜之法。

分娩圖這幅畫創作與1711年，畫面中央一位婦女雙手搭在女傭肩上，正在痛苦地進行分娩。後面是他的丈夫。畫面中可見產婦的下體上蓋著床單，目的是為保持產婦的尊嚴，男醫生雙手只能在床單下摸索操作，這無疑增加了操作的難度。

由這些圖片可見無論中國還是西方，古時候男醫生面對女患者時都不免有許多尷尬，為此許多女性寧可忍受病痛的折磨，而不肯就醫。

即使是今天異性醫患同樣難免尷尬，尤其是年輕的醫生面對生殖泌尿疾患異性患者更加緊張。好在現在醫院，男女醫生都有，為患者選擇醫生性別提供了方便。

【4】美‧洛伊斯‧N‧馬格納著，劉學禮主譯，《醫學史‧第二版》，頁385。

48、相似的育兒習俗

一、中國傳統育兒習俗

目前分娩普遍採用的是仰臥位，這種體位並不唯一，我國古代曾經一度流行的是蹲坐式體位。宋人楊子建《十產論》描述道：「兒將欲生，其母疲倦。久坐椅褥，抵其生路。須用手巾一條，拴系高處，令母手攀之，輕輕屈足做坐狀，產戶舒張，兒即坐下，名「坐產」」。由於採用坐姿，為了使產婦分娩順利，一般需要一人抱住產婦的後腰。明清小說中常見「抱腰」一詞，如《水滸傳》第二十四回王婆自我介紹：「老身為頭是做媒，又會做牙婆，也會抱腰，也會收小的。」《金瓶梅》也載：「做媒婆，做賣婆，做牙婆，又會收小的，也會抱腰，又會放刁。」這裡的所謂抱腰就是助產，有些書上稱之為抱腰婆。在抱腰婆的幫助下產婦採取蹲坐體位生產，具體方式不

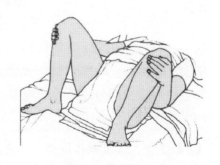

目前普遍採用的仰臥位分娩

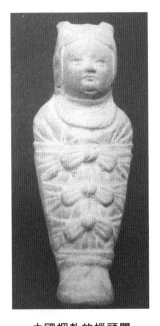

中國捆紮的蠟頭嬰

40年前中國還比較普遍的捆紮嬰兒的方式，俗稱蠟頭嬰。

同地區有所差異。有的坐在草上，古人稱之為坐草；有的坐盆上，稱之為「臨盆」，或者「坐盆」，這是今天產科臨盆一詞最早的來源。此後接生婆則著手接生。[1] 幾十年前中國北方土法接生仍然採用的類似的方式分娩，當孕婦接近生產前將炕燒熱，孕婦蹲在兩塊磚上，磚下墊上草，孕婦有人攙扶著分娩。[2] 在二三十年前山東鄉間，產婦生產還是在炕前放一隻大盆，讓產婦坐在盆上，由妯娌抱腰，由接生婆實施助產手術。有些地方則在床前鋪麥草、穀草，讓產婦產嬰，俗稱「落草」。

小孩降生後，經過洗浴把孩子的四肢伸直，用一塊布裹好，然後用帶子捆紮，此時小孩僅僅露出一個小腦袋，很像一個蠟燭因此俗稱「蠟燭包」。傳統認為這樣捆紮有利於小孩生長，防止長大出現羅圈腿，這樣捆紮一般需要堅持幾個月的時間。現在這樣包裹捆紮新生兒的除少部分地區外已經很少見了。

【1】 齊濤，《中國民俗通志・生養志》（濟南：山東教育出版社，2005年），頁142-143。

【2】 德・羅梅君著，王燕生譯《北京的生育婚姻和喪葬》（北京：中華書局2001），頁27。

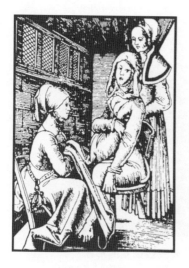

坐在產婦凳上的產婦

這是1531年出版的一部婦產科書的插圖

圖片來自：http://ihm.nlm.nih.gov/
images/A12336

　　捆紮好的小孩除吃奶外一般需要放在搖籃中。搖籃，一直作為育兒必備用具。新生兒上搖籃在一些地區是一件大事，到時還要誦讀一段民謠「一車金，一車銀，一車胖小子到家門。」在文學作品中有許多描寫嬰兒在搖籃中的幸福的美文。

　　小孩子到一周歲左右就蹣跚學步，剛剛學走路時候，往往搖搖晃晃走路不穩，為了幫助小孩走路，人們發明了一種有三個小輪子的帶扶手的小車。小孩子扶著這種車學走路就不會跌倒，很快就可以學會走路。現在對這種車已經進行了改進，成為了一個圓圈下面帶有輪子，小孩放在裡面即站著學走路，也可坐著休息玩耍。

二、西方的育兒習俗

　　從古羅馬的雕塑到16世紀的教科書都有介紹坐式分娩的情景，由此可見在西方歷史上坐式分娩應該是一種比較流行的分

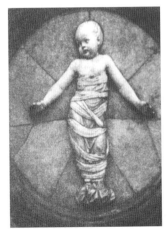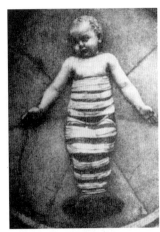

這是15世紀末義大利表現的嬰兒被捆紮的形象

娩方式。

　　新生兒常常手腳很難放平，或許為了嬰兒手腳放平，或許是
為孩子將來生長的身材比較好，免得出現羅圈腿。於是將新生兒
用布包裹好然後捆綁起來放入搖籃中。蹣跚學步的孩子扶著三
輪小扶車練習走路顯然即安全又方便。西方的藝術家給我們留
下了坐式分娩、被捆紮的嬰兒和已經蹣跚學步孩童生動的記錄。
筆者不再過多用語言敘述，這些圖片比語言更生動，更有說服
力。

49、唯美的殘害

中國古代裹足

裹足又稱裹腳、裹小腳，這是中國封建社會一種陋習，將正常的腳裹成幾近三角形，名之曰三寸金蓮。封建社會女孩一般從四、五歲起便開始裹腳，一般要經過試纏、試緊、裹尖、裹瘦、裹彎幾個過程，而這每一個過程，女孩子都要流好多心酸的淚和鮮紅的血。為將一雙正常的腳裹成三寸金蓮，母親與長輩女性煞費苦心，用石頭壓，棒槌打等，有些女孩受不了苦，家長還要施以武力。

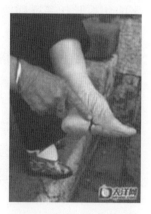

這是所謂的三寸金蓮，腳完全變形，小腳趾已經到了足心部。除大腳趾外其餘四趾已被趾壓扁。

在男權社會裡，以男性為審美主流的審美意識認為女性小腳優於大腳中外皆然。正是在男權社會認為女性以腳小為美的審美意識促使下，讓女性不斷追求這種美，最終導致了裹足。

在五代以前，已有過纏足的記載，宋代時裹足習俗更加普及，宋代大詩人蘇東坡曾專門做《菩薩蠻》一詞，詠歎纏足。

塗香莫惜蓮承步，長愁羅襪凌波去；只見舞回風，都無行處

蹤。偷立宮樣穩，並立雙趺困；纖妙說應難，須從掌上看。

　　南宋時婦女纏足已比較多見，南宋末年「小腳」已成為婦女的通稱，但是從出土的鞋看宋代女人腳還是要比後世大。元代的纏足之風繼續發展，元代末年出現了以不纏足為恥的觀念。這時對裹足的要求達到腳不但要小，要縮至三寸，而且還要弓，要裹成角黍形狀等種種講究。所謂的三寸金蓮這時才真正形成。

　　裹足的婦女由於重心不穩，走起路來一步三搖，這種對女性摧殘而成的病態美卻得到男人的讚美，以至於男人在娶妻時將它作為一條最重要的標準，而女性將它作為人生中對自己身體必須實現的重大改造。一些封建士大夫將女人視如玩物，病態審美，賞玩小腳成為癖好。明清時代的文人有許多詠小腳的濃詞豔句，如「瘦欲無形，越看越生憐惜」「柔若無骨，愈親愈耐撫摩」「第一嬌娃，金蓮最佳，看鳳頭一對堪誇，新筍脫瓣，月生芽，尖瘦幫柔繡滿花」文人對社會風俗的影響，使古代婦女很注重頭飾，然後就腳了，成語「品頭論足」「品頭題足」品論的足就

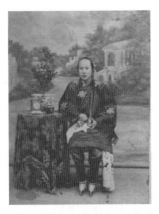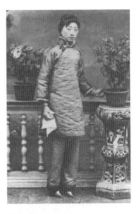

19世紀末-20世紀初中國裹足的女人

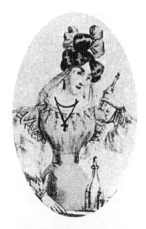

一位著緊身胸衣的女士

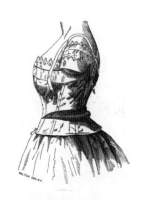

緊身胸衣

圖片來自：

http://ihm.nlm.nih.gov/images/A120

是裹足後的足。辛亥革命後提倡放足，小腳逐逐漸絕跡。[1]

西方人的束胸

今天豐胸細腰是評價美女的一個標準，以至於有什麼所謂的三圍。現在女性雖然欲得到的理想三圍可謂是絞盡腦汁，但是與歷史上束胸細腰無法相比。

西方的胸衣最早產生于古羅馬時期，16世紀的巴羅克時代達到了頂峰。當時有鐵、木頭制的緊身胸衣，女子可謂體無完膚。後來還出現了使用鯨髦、鋼絲、藤條製作的緊身衣。巴羅克時代女性服裝在其功能不僅為遮體保暖，而更多的用意是塑造身體

【1】http://baike.baidu.com/view/19531.htm?fromId=699057，2013年7月20日。

曲線美。女性頭上盤著高高的髮型或者是戴著假髮，凸起的乳房，細腰寬裙，看上去女性猶如一個花瓶。這樣打扮的女性深受男性的欣賞。

然而這種美是以摧殘女性健康為代價的。19世紀前有些醫生曾說：女性的一切疾病都可歸咎於緊身胸衣。此種說法難免言過其實，不過穿緊身胸衣束胸確會影響女性健康。這樣的女性很容易抑鬱，昏厥，以至於痙攣。裹的越緊，對健康的摧殘越嚴重，由於壓迫胸部下半部和腹部肌肉，這必將損害呼吸，消化功能，引起肝臟變形，使肝臟和胃發生位移。壓迫血管，引起循環系統功能障礙。這種以束胸為目的的緊身衣服讓女性變得柔軟無力，無數女性為此付出了健康的代價。[2]

老子曰：「天下皆知美，之為美，斯惡矣」，老子在2500年前就已經認識到了唯美的危害，然而後世唯美的危害卻不一而足，今天雖然中國人不再裹足，西方人也不再束胸，但是為了美而自我摧殘的事情並沒有結束。

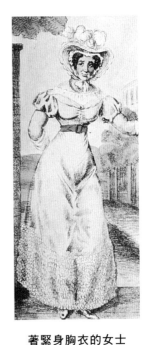

著緊身胸衣的女士

圖片來自：http://ihm.nlm.nih.gov/images/A21759

【2】前引美‧西格里斯特著，秦傳安譯，《疾病的文化史》，頁24-25。

50、中外煉丹術

中國的煉丹術

中國煉丹的歷史非常悠久，煉丹術出現的確切時間已經不可考。它的產生可能受三方面啟發，一是石頭性質堅硬，不腐不爛；二是貌似無奇的石頭經過冶煉可以生成不同的金屬；三是看到海市蜃樓中變幻莫測景物、飄然欲仙人物。基於上述幾點於是想到服食某些礦石即可長生不老，進而設想將礦石經過燒煉可能產生神奇的藥物——

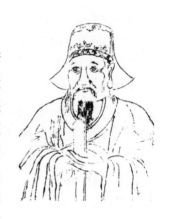

葛洪像

仙丹。煉丹的目的很明確就是吃仙丹進而羽化登仙，當然也有人希冀煉出黃金白銀以發家致富，煉丹術於是應運而生。

最早從事煉丹術人可能是一些巫師及其掌握冶煉技術的人，開始他們也許僅僅是一種業餘愛好。

長壽是人類永恆的追求，歷代帝王對此更是不惜一切代價，因此這就給從事煉丹術的人提供了一個大顯身手的機會。於是煉丹之人開始走向了專業化，由於他們掌握一定的技術和方法，因此人們稱之為方士、術士。

　　秦始皇為求長生不老曾用重金聘請方士,但一無所獲。漢武帝篤信方士,甚至在皇宮架起了丹爐也沒有煉成仙丹。但是這些並沒有讓煉丹的方士們放棄煉丹術,而且煉丹術的從理論到實踐不斷的發展。

　　魏伯陽是漢代一位有名的煉丹家。世界上第一部煉丹著作《周易參同契》就出自他手。書名的意思是大易、黃老、煉丹三家理論合而為一。魏伯陽的身世正史沒有記載,民間關於他最有名的故事就是:

　　魏伯陽與弟子三人煉製仙丹,丹成,弟子將信將疑,於是說:「現在丹已煉成,應先做個試驗。給狗吃了看看效果如何,如果狗吃後立即成仙飛去,那麼就可以服,如果狗死了,那麼則不能服。」於是魏伯陽給狗餵了煉成的丹藥,狗很快就死去了。魏伯陽對弟子說:「我們煉的丹沒有成功,還不符合神明的意志,如果服了可能和狗一樣,這應該怎麼辦呢」,弟子說「老師服點怎麼樣?」魏伯陽說:「我違背世俗的規矩,隱居深山煉丹,現在沒有成仙得道,丹沒有煉成,沒有臉面下山,我生死已經沒有意義,因此我應當服用這有毒的丹藥。」他服完丹藥也死去了,看到老師死去了,一個弟子也服下了丹藥很快死去了。另兩個弟子看老師和同學都死去了,沒有勇氣服下丹藥,下山去了。兩個下山的弟子走後,魏伯陽立即起來,給身邊服用的弟子和狗服下解藥,弟子和狗很快蘇醒過來。他們後來進入了深山專事煉丹研究,人世再無他的消息。[1] 此故事如果是真實的,那麼說明他要考驗一

【1】 英·彼得·馬歇爾著,趙萬里譯,《哲人石探尋金丹術的秘密》(上海:上海科技教育出版社,2007),頁38。

下學生，另一方面他已經掌握了麻醉藥的一些常識，狗和弟子吃的都是麻醉藥。

葛洪是魏晉南北朝時又一位煉丹大師，也是集道士醫家于一身的人物。其所著《抱樸子》即是一部融醫學與煉丹於一體的著作。葛洪認為：「我命在我不在天，還丹成金億萬年。」孫思邈是唐朝大醫學家，同時也是一位著名的煉丹家。

這些煉丹家都應用過哪些藥物，以煉製不老仙丹？

《神農本草經》是中國歷史上第一部藥學著作，此書成書于東漢時期，受煉丹術影響很大。上藥部分有很多礦石類藥物，如朱砂、水銀。認為這些藥物有久服輕身延年，不老神仙功效。煉丹家常用的藥物有丹砂、雄黃、膽礬、硫磺、雲母、戎鹽、硝石、密陀僧等。

煉丹家一方面想制得長生不老的仙丹，另一方也想通過煉丹制得黃金等貴重金屬以發財。不過這兩點都沒有達到，但是卻發現了很多有意義的化學反應，製造出一些具有很好療效的藥物，[2]因此化學史家認為化學起源於煉丹術。

葛洪在煉丹過程中發現了丹砂（硫化汞）加熱分解為硫和汞，而汞和硫反應生成丹砂的可逆反應。他還指出，用四氧化三鉛可以煉得鉛，鉛也能煉成四氧化三鉛。在葛洪的著作中，還記載了雌黃（三硫化二砷）和雄黃（五硫化二砷）加熱後昇華，直接成為結晶的現象。

葛洪煉製出來的藥物有密陀僧（氧化鉛）、三仙丹（氧化汞）等，這些都是外用藥物的原料。

【2】前引李經緯，《中醫史》，頁91。

　　至於煉製出的黃金不過是二硫化錫，此化合物具有類似黃金樣的光澤，是今天鍍金常用的原料。

　　煉丹家用礦石類藥物煉製丹藥稱之為外丹，此外煉丹家還提倡煉製內丹，所謂煉製內丹就是修煉氣功，以達到神仙不死的境界。丘處機（1148-1227年），是金庸小說中的武林高手，真實的丘處機是元代一位道士，他很重視修煉內丹。修煉內丹的人也常常吃一些藥物，目的是增強內丹，常吃的是松、柏等植物或與之相關的藥物如松子、茯苓、靈芝等。

　　男女交歡不僅是文學家津津樂道的內容，也為煉丹家所關心，他們總結出有利於修煉內丹的兩性交合技術，稱之為房中術。修煉內丹的人認為性交是內丹的重要組成部分，是宇宙間最大的奧秘。《素女經》《玉房指要》是記載房中術的重要著作。丘處機的著作中也有房中術的內容。他的《大丹直指》中有專論交媾的內容。

　　既覺腎水上升，便以心氣下降。心氣謂之汞，以其木生火也，又名青龍。心氣下降，則水火迎合，心腎二氣，自然交媾，即身中夫婦也。以意為媒，用意勾引，意即中央土也，又曰戊己土。所謂交媾，只心腎二氣，循環於心下腎上之間，玄門指為洞房。循環百遍，交媾數足，自然落于黃庭（下丹田）相迎。無夜不交媾，夜夜落黃庭，則夜夜元氣凝聚。常人以之延壽，玄門以之修煉，皆借此氣為丹頭也。[3]

【3】http://baike.baidu.com/view/541617.htm，2013年7月13日。

印度的煉丹術

印度的煉丹術是本土煉丹術與中國煉丹術結合的產物。在佛教東傳的過程中，中國的煉丹術也逆傳到印度。印度煉丹術的理論主要出自成書於西元1-2世紀的《闍羅迦》，和龍樹的《水銀成論》。龍樹是印度的著名學者，大約生活在西元2世紀左右。古代印度人和中國人相似認為世界由五種元素構成，這五種元素是：土、水、火、氣和乙太（空間）。印度煉丹術常用的原料有汞、硫磺、雲母、雌黃、雄黃、朱砂、鉛、銀、金、血液、精液以及一些植物藥。製作時選擇幾種上述藥物一同加熱，然後加硝石混合經過若干複雜的步驟，歷經若干天方可制得所謂的靈丹妙藥——甘露。煉丹士們認為上述甘露有起死回生，治療百病的作用，經常服用甘露可以返老還童、青春永駐、騰空飛升、洞察三界無所不能。傳說龍樹服用甘露後活了500多歲，還有的傳說認為龍樹活了1000多歲。【4】

密宗是佛教的一個教派，因為傳教秘密而得名。密宗的梵文意思是擴展自我包容宇宙，密宗與中國的道家有很多相似之處。他們既通過瑜伽修煉內丹，也提倡男女雙修。密宗認為宇宙能量以生命力的形式隱藏在人體之中，它被描繪成的一條蛇，蛇嘴朝下指向人體的尾椎部，經過修煉人體中的宇宙能量就可以被喚醒，然後它經過脊椎上的7個輪穴上升達到頭頂。當宇宙能

【4】前引英·彼得馬歇爾著，趙萬里譯，《哲人石探尋金丹術的秘密》，頁91-96。

量通過身體時，人的身體得到淨化，從而可以達到天堂。【5】密宗通過類似於中國氣功導引的瑜伽術，達到獲取宇宙能量，進而達到延年益壽、健身強體的目的。現在瑜伽術不再是印度人的專利，世界各地都有修煉瑜伽的人們。當然他們的目的不在是追求長生不老，而僅僅是健體強身、延緩衰老。

佛教的其他教派是嚴格戒色的，密宗在這一點與其他教派大相徑庭。密宗認為，人在兩性交媾過程中達到性興奮時，控制意念全身的氣皆往下身走，凝集於臍下，如此可以激發人體潛能。在修煉過程中還要誦咒語，調整呼吸，控制射精，使精液通過中脈（循行路線與中醫督脈吻合）上輸頭頂，以達到滋養脊髓的目的。這一點和道家房中術一致，所不同的是，一旦射精則解釋為是對女神的最終奉獻。

對於印度的煉丹術有兩位著名學者的論述很有意義，著名學者李約瑟博士曾指出：「乍視之下，密宗似乎是從印度輸入中國的。但仔細探究其（形成）時間，倒使我們認為，至少可能其全部東西都是道教的」【6】。荷蘭著名漢學家高羅佩也指出了這一點。他說：「由於中國的（基於止精法的）房中秘術從紀元初就已存在……這些中國秘術只是到七世紀才在印度立定腳跟……止

【5】前引英‧彼得馬歇爾著，趙萬里譯，《哲人石探尋金丹術的秘密》，頁84。

【6】英‧李約瑟著，盧嘉錫主譯《中國科學技術史‧第二卷科學思想史》（北京：科學出版社；上海：上海古籍出版社，1990），頁456。

精法是從中國傳入印度已沒有多大疑問。」【7】

歐洲的煉丹術

中國的煉丹術經中東與古埃及煉丹術合流後傳到歐洲。在歐洲煉丹術被稱之煉金術,所煉製的產品不再稱為丹,而稱之為哲人石。歐洲的第一部煉金術書籍是西班牙人翻譯的《煉金術匯總》。

羅吉爾·培根(Roger Bacon,約1214-約1292)是英國思想家,實驗科學的先驅者,文藝復興時代的煉金士們尊他為西方煉金術的先驅。他在牛津大學讀書時深受煉金士格羅斯泰特影響而喜歡上煉金術,他認為煉金術是:「某種藥品或萬應靈藥之科學」。他曾經在牛津大學搭建實驗室,從事煉金術研究。關於煉丹他曾寫道:

取些鹽,用水慢慢擦洗,再另用水淨化,在經過多次磨碎之後,用不同的鹽進行擦洗,然後經過燒煉,就可以製成純淨的土,從另外的元素分離出來。你只要技術過關,就能理解我的意思,因為它無疑是由各種元素構成,從而也是哲人石的一部分。這種石頭不是石頭,而是在每個人的心中,你會在一年中的任何時候在適當的地點找到它。【8】

【7】 荷蘭·高羅佩著,李零等譯《中國古代房內考》(上海:上海人民出版社,1990),頁475。

【8】 前引英·彼得馬歇爾著,趙萬里譯,《哲人石探尋金丹術的秘密》,頁299。

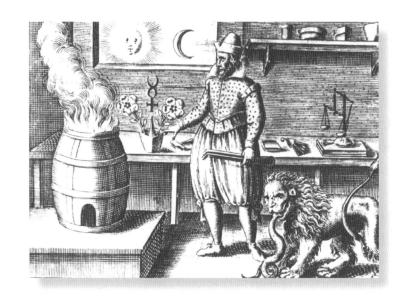

16世紀煉金士工作的情景

日、月、獅子、蛇都是煉金士用來表示神秘力量的符號

圖片來自：http://ihm.nlm.nih.gov/images/A12134

　　湯瑪斯・阿奎那（Thomas Aquinas 1225-1274）是13世紀歐洲著名的神學家、哲學家同時也是一位對煉金術頗有研究的人。據說一部著名的煉金術著作《黎明的曙光》就出自他之手。這部書探討了煉金術的多種技術，將煉金過程劃分為黑色—白色—黃色—紅色幾個階段，認為紅色階段就是歷經磨難煉得真金的時候。他不僅記錄的了煉金術的實驗過程，而且也同樣強調人體自身的重要性（內丹）書中說道：「男女的精華在（日和月）內部化合之後進入最後的紅色階段，形成了一個硬核，即自我的哲人石，

從而獲得一種新的自由意識。」【9】顯然這裡的內核又與內丹相似。

阿納爾德是13世紀又一著名煉金士，他畢業於當時歐洲著名的醫學院薩拉諾醫學院，他將醫學和煉金術結合起來，他認為汞可以製造萬能的靈丹妙藥。這樣的靈丹妙藥可以治療一切疾病，具有返老還童的功效。他製造的萬能藥物曾經風靡歐洲。他曾在煉金過程中意外從酒中蒸餾出酒精，這也是人類第一次制得酒精，當時他將其命名aqua vitae，意思是生命之水。他認為延年益壽的最佳辦法就是服用經過複雜步驟製作的藥物，然後放鬆精神，平靜的睡眠。【10】

帕拉塞爾薩斯是醫學史上的一位奇人，是一位激烈的反傳統的鬥士，還是一位煉金術的大師，而且是化學醫學學派的鼻祖。他用各種藥物進行煉金術的試驗，企圖制得黃金。他還認為人體是由鹽、硫、汞組成。肉體是鹽，靈魂是硫，精神是汞，藥物是火。組成人體的鹽、硫、汞經過火的淨化就可變得如黃金一樣，永生不死。

歐洲的煉金士所用的原料是最豐富多彩的，他們除應用上述的鉛、硫、汞、砷、銀等礦石外還應用多種植物藥以及銻、蜂蜜、蠟、葡萄酒、生石灰、鎂鹽、氯化銨、硝酸等原料。正因為應用原料眾多，發生的化學反應也就複雜。這也許是最終現代化學誕生於歐洲而非其他煉丹國家的一個原因。

【9】 前引英·彼得馬歇爾著，趙萬里譯，《哲人石探尋金丹術的秘密》，頁302-305。

【10】 前引英·彼得馬歇爾著，趙萬里譯，《哲人石探尋金丹術的秘密》，頁307-311。

西方的煉金術吸引了一大批優秀的人才，除上述談到的還有布魯諾、牛頓、波義爾、拉瓦錫等傑出的科學家也曾潛心研究煉金術，甚至達到癡迷的程度。

煉丹術猶如一個萬花筒，裡面既有人類智慧的結晶，也有荒誕不經的做法。既為科學輸送了血液，也給巫術提供了理論。從事煉丹術的人良莠不齊，有虔誠的宗教徒，有傑出的醫學家，更有對世界奧秘充滿好奇的科學家，布魯諾、牛頓、拉瓦錫都曾對此下過功夫，當然也不乏欺世盜名的騙子。

儘管煉丹家們經過上千年不懈的努力，他們心目中的仙丹還是沒有製成。但是他們的勞動並不是一無所獲。在煉丹的過程中發現了許多化學反應，開了化學研究的先河，合成了一些治療效果明顯的藥物；男女交歡技術高超也未必能夠成為神仙，但是各國煉丹家的男女雙修功經現代性學家研究的確有益於男女雙方的健康。煉丹術現在已被邊緣化，但是現在世界各地仍然有人抱著宗教般的虔誠，研究永動機的執著和尋找UFO的耐心在從事著煉丹術。

51、中外神靈療法

中國的神靈類治療術

中國古代太醫院分為大方脈、婦人、傷寒、小方脈、針灸、口齒、咽喉、眼、瘡瘍、接骨、盎鏃、按摩，祝由等十三個科。不同時代名稱略有差異，但是祝由始終是其中之一。祝，敬祝，是恭敬之意，即恭恭敬敬對待神靈。這裡的神靈包括一切與疾病相關的諸神。由，疾病產生的原由、來由。合起來講，就是恭敬查明病人患病的原因，疾病的由來，恭敬地運用祝由之法，通過藥、咒、法術等辦法達到治療疾病的目的。不過這裡的病因既不是細菌、病毒感染，也不是外感風寒暑濕，而是觸犯何方神靈。《素問·移精變氣論》：「毒藥不能治其內，鍼石不能治其外，故可移精祝由而已。」[1]

祝由最常用的方法是焚香、畫符、念咒，有時也少量應用一些藥物。

孫思邈千金翼方卷三十收載有當時各種祝由之法術、符、咒語。下面是關於止血的祝由之法：

【1】前引《黃帝內經·素問》，頁82-83。

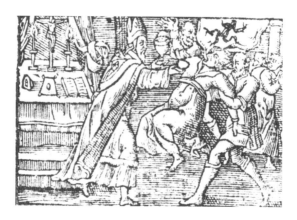

神父正在為女患者驅除病魔

圖片來自：http://ihm.nlm.nih.gov/images/A12812

日出東方，乍赤乍黃，商門主瘡，此門主血，一唾斷血，再唾愈瘡，青衣怒士，卻血千里，急急如律令。【2】

古代的祝由既有上面這樣獨立出現的，也有在其他治療手段中隱形的祝由手段。如孫思邈曾說：

疑師不治病，懷藥不服之，服之即不得力，決意不疑者必大神驗。一切藥有從人意即神，疑人必失，及久多必損；不疑久者有益，治病當有愈。醫論如此說，是以令知服藥，先服藥符，大驗，譴諸惡氣藥勢必當有效，朱書空腹服之訖，即服藥一如前說。【3】

此處之服用前所誦之詞也是祝由的手段。

李時珍《本草綱目》中有「古鏡古劍若有神明，故能避邪魅

【2】前引張作記等輯，《藥王全書》，頁758。

【3】前引張作記等輯，《藥王全書》，頁681。

忤惡。」的說法。也是祝由治療的思想。

除祝由外，祈望神靈的力量來祛除驅除疾病，進而不罹患疾病或者康復的醫療手段還有巫儺驅除病魔，佛教徒、道士也各自有祛除病魔的理論和方法。禱告、誦經、畫符焚燒各種形式不一而足。不過雖然形式各異，總體來講都是屬於依靠神靈力量治療疾病。

西方的神靈類治療術

古希臘人既有到神廟祈禱，以求治癒疾病的活動（可參見「蛇與中西醫」）。天主教傳到歐洲後，由於政教合一，基督成為了歐洲唯一的上帝。萬能的主在拯救人靈魂同時，也擔當起驅除病魔的任務。《聖經》中有多處記載耶穌撫摸患者的頭部或者患處後疾病痊癒的例子。主不能親自去為每個人治療疾病，於是神父們擔當起醫生的職責，他們讓患者誦讀固定的祈禱文以治療各種疾病。

中國的皇帝自稱是真龍天子，是上天的兒子，因此具有神的力量。西方的皇帝同樣認為有神的力量。頑固的疾病得到皇帝撫摸頭部的治療（摸頂）便可痊癒，於是國王也擔當起治療疾病的重任。

法國人認為是克洛維斯在496年首次採用摸頂療法治療淋巴結核，此後歷代法國國王都有為臣民摸頂治療疾病的記載，1775年路易十六在加冕時曾為2400個患者進行摸頂治療。1824年查理十世為121位患者進行摸頂治療。此法一直延續到19世紀。

英國歷史上一部醫學書籍曾說道：「如果這樣的做法（注：指醫學手段）仍不能痊癒，就應當到國王那裡去，他將為你撫

摸，並且祝福你，因為這是一種帝王病，英王陛下御手的撫摸醫治此病最為有效。」淋巴結核在英國一度被稱之為king' sevil，直譯為帝王病，早在十一世紀，英國撒克遜王朝國王愛德華二世就曾為眾多淋巴結核患者進行摸頂治療。金雀花王朝國王愛德華一世（1277-1278）也曾多次為患者進行摸頂治病，史載1277年4月4日一天經他御手撫摸的患者就有73人，此後一周內國王為192人摸頂治病，復活節一天竟為288人進行摸頂治療。亨利六世時這種治療更加嚴肅而莊重。亨利六世實施摸頂治療前要齋戒，祈禱做禮拜，食聖餐，然後才進行治療。摸頂時還不停的叨念：「王為爾撫摸，上帝使爾痊癒。」此國王摸頂治療傳統一直延續到到19世紀。[4]

　　關於國王摸頂治療疾病發明權的歸屬法國人和英國人還曾有過爭議。法國人認為是法國國王率先採用摸頂為百姓治病，英國人認為是英國的國王首先採用摸頂為臣民治病。不僅如此各自還都認為自己的國王治癒疾病的能力更強大。

　　祝由、宗教人士做法、誦經、國王摸頂其本質都是一樣的，屬於祈求神靈的巫術治療手段，其治療效果則是心理暗示的結果。篤信巫術的人將有效的案例記錄下來，而無效的案例則被遺忘了，[5]因此當讀這類治療的有關書籍時，經常可以看到各種神奇的療效。

　　史書記載醫巫在2000年前已經分離，但是這種分離只是理

【4】前引意・卡斯蒂廖尼著，程之範主譯，《醫學史》，頁323-326。

【5】前引美・西格裡斯特著，秦傳安譯，《疾病的文化史》，頁129。

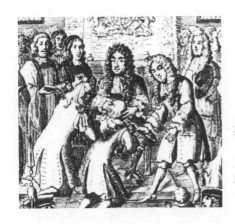

英國國王在為病人進行摸頂治療

圖片來自：http://ihm.nlm.nih.gov/images/A24431

論的分離。實際情況並非如此，不僅歷史上醫巫經常並行，就是今天巫術也並沒有完全消失，應用巫術治療疾病仍有一定市場，除國王的摸頂不再有外，宗教界神職人員的摸頂治病仍然存在，遠古的各種巫術還可尋到蹤跡。醫學不是萬能的，只要醫學有不能治療的疾病，就一定會有巫術的市場。上世紀美國著名醫學史家西格裡斯特對宗教巫術和醫學的關係曾做過深入的研究，西格裡斯特曾說：

　　當神秘哲學盛行時，比如遇到大的自然災難時期，宗教醫學和巫術醫學就會走上前臺。恐懼遮蔽了理性，人們回到原始主義，試圖憑藉巫術手段抵擋威脅他們的惡魔。[6]

　　由此我們可以得出這樣的理論：巫術盛行時，不是有大的醫學災難，就是神秘哲學在盛行。

【6】前引美‧西格裡斯特著，秦傳安譯，《疾病的文化史》，頁125。

52、酒—飲也、藥也

中醫與酒

我國仰韶文化時期已有穀物酒,商朝時酒的生產已經到達一定規模,荒淫無道的商紂,將酒裝滿池子,將肉掛在樹上以備隨時享用,這就是典故「酒池肉林」描繪的情景。現在出土的青銅器中有爵、觚、斝、兕觥、尊、卣、彝、壺大量的各式酒具,這也進一步說明在商周時代飲酒在貴族中已經很普遍。

酒可以令人產生一種飄然欲仙的欣快感,在酒的作用下文人可以產生奇思妙想,喚起創作的欲望,產生流芳千古的作品。歷代文人墨客中不乏喜飲、善飲、豪飲之輩。

飲酒致醉,往往使人口出狂言,但很少有人被治罪,因此飲酒成為一些不滿時政者特殊的嗜好。魏晉時期政治黑暗,民不聊生。一大批有學之士無法施展才華,他們不得不飲酒、伴狂,「竹林七賢」是其中的代表。

陶淵明、李白、杜甫、蘇東坡、辛棄疾這些大詩人都非常嗜酒,寫了許多有關酒的不朽佳作。「古來聖賢皆寂寞,惟有飲者留其名」這是李白的詩句,是李白狂放的真實寫照。辛棄疾的:

> 昨夜松邊醉倒,問松「我醉何如」。只疑松動要來扶,以手推松曰:「去!」

看似順手拈來,卻成千古佳句。在酒的作用下產生出了無數文學藝術的極品,如果沒有酒世界上文化寶庫也許將黯然失色。

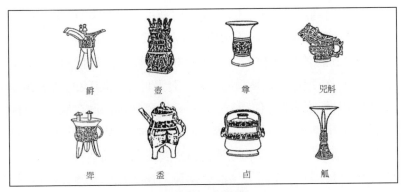

青銅器中的酒器

　　酒可以讓人產生欣快感，讓人失去知覺，還可散寒止痛。由於酒的這些作用，在酒產生不久很快與醫學結緣。醫字繁體字中寫作「醫」，上面一個殹（音yì）表示是呻吟的聲音，不良的姿勢；下面一個「酉」表示酒。這樣醫的意義就很明確了，一個被病折磨得身體扭曲，不斷發出呻吟聲的病人，用酒給予治療。

　　適量的酒可以令人頤神養性，可以醫治疾病，過量的酒則傷身害命。在《內經》中就多處提到酒，有些文字指明過度飲酒的危害，也有些地方提到了以酒治病的先例。「以酒為漿，以妄為常，醉以入房，以欲竭其精。」[1]這是在告誡人們不要過度飲酒，否則不利於健康。「其見大深（指面色）者，醪酒主治，百日已。」[2]這是用酒來治療疾病。

　　酒可以溫經通絡，散寒止痛，活血祛瘀。張仲景時代酒在醫療中的應用更加廣泛，即有酒加入藥物中與藥物協同治療疾病，

────────────

【1】前引《黃帝內經・素問》，頁2。

【2】前引《黃帝內經・素問》，頁89-90。

還出現了用酒炮製藥材。栝蔞薤白白酒湯方正是《金匱要略》中著名的方劑,治療「胸痹不得臥,心痛徹背者」,類似於今天的心絞痛等疾病,酒與藥物同煮,即增加了藥物的溶解性,同時酒的活血袪瘀作用也增強藥物的作用。與張仲景同時代的著名醫學家華佗根據酒的麻醉作用,配成的麻醉藥物即用酒送服。古代的外科經常用酒配合其他藥物麻醉患者實施手術。張仲景之後酒的品種不斷增加,由簡單的釀制酒發展成為蒸餾酒,酒在醫療中的應用更加廣泛。李時珍《本草綱目》中收載的酒就有米酒、燒酒、葡萄酒。將藥物浸泡在酒中製成藥酒這是一種常見的中藥劑型,《本草綱目》收載的藥酒有69種之多。其中就有著名的人參酒,地黃酒,菊花酒,枸杞酒。藥酒現在已經成為治療風濕痹痛,老年保健等的常用藥物,今天的藥酒更是不勝枚舉。現在酒在中醫中的應用已經更加普遍,既有藥材炮製、內服藥酒,又有外用擦劑、火療等。

酒在西方

中國古代農業發達,盛產穀物,因此以糧食為原料生產的酒類為主。古埃及、古希臘盛產葡萄,因此西方古代以飲葡萄酒為主。古埃及與古希臘生產酒的歷史都很悠久,現存文物既有古希臘的各種酒具,又有古希臘人飲酒的場面。

古希臘人對於遠遊的人都視之為客人,款待客人時酒是不可缺少之物,因此即使游走四方也不會擔心喝不到酒。邀約數位朋友共同飲酒,古希臘人稱之為會飲。會飲時參加者們吟詩,彈琴,暢談古今。古希臘哲學家柏拉圖曾在《會飲》篇中這樣描寫當時的情景:

他們斜靠在用松木和桃木做成的臥榻上，和家人一起宴飲，喝自釀的葡萄酒，頭上戴著花環，吟誦者讚美眾神的詩篇。【3】

這和《蘭亭集序》中描寫的情景十分相似。文人似乎與酒有著不解之緣，蒙田就是一位善飲的文學家。他曾說：「對我個人來說，進餐的時候，飲酒是很重要的。由於這個原因，我所喝的最後一口，通常都是享受型的開懷暢飲。」歌德一生酷愛飲酒，據說他一天可以喝兩瓶葡萄酒。生命的最後時刻還要求家人給他倒一杯葡萄酒，他坐了起來舉杯一飲而盡。提起精神要求家人把窗簾打開，讓光線照進來。留下最後一句「更亮一點兒」後闔然辭世。

古希臘人很早就注意到了酒的治療作用，西醫處方中經常有葡萄酒。希波克拉底曾說「既然同樣開出大麥水、葡萄酒或蜂蜜酒的處方，那麼好醫生，差醫生開的都一樣，他們都開

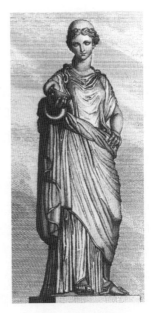

健康女神許革雅

（Hygeia）

她右手端著酒碗，纏在手臂上的蛇，正在飲碗中的酒，暗示酒具有神奇的醫療作用。

圖片來自：http://ihm.nlm.nih.gov/images/A13575

【3】英·海德倫·梅克勒著，胡忠利譯，《宴飲的歷史》（廣州：希望出版社，2007），頁12。

同樣的藥物，談不上好壞。然而並非如此，在這些方面醫生之間的差別是很大的。」【4】這一方面在講述醫生的優劣，同時也可看出葡萄酒在當時應用是非常普遍。關於不同酒的治療作用、以及何時飲，希波克拉底都有詳細的論述，下面是關於急性病治療關於飲酒的一段：「以下準則指導我們決定何時給急性病患者喝甜葡萄酒、濃葡萄酒、白葡萄酒、黑葡萄酒、蜂蜜酒、水或蜂蜜醋。甜葡萄酒使頭沉重的作用比濃葡萄酒弱，不醉人，通便作用較強，但會引起肝脾腫大，不宜用於膽液質人，它還會使人口渴。而且，它引起腸上部脹氣，這種脹氣與腸下部脹氣不成比例。還有，甜葡萄酒所致脹氣易在季肋部積聚而不移。總的來看，甜葡萄酒比濃葡萄酒和白葡萄酒通便作用強，而且它比別的酒更能袪痰。若喝此酒，口渴者袪痰作用小，若不渴則袪痰作用強。」【5】希波克拉底的著作還有多處談到酒以及用葡萄酒治療疾病的食療處方。

希波克拉底之後的蓋倫、阿維森納都非常重視酒的醫療保健作用。不僅如此，阿維森納的《醫典》中還論述了飲酒對於健康的影響，飲酒過量如何救治、不同的年齡飲酒注意事項等。他認為：「高度的酒，若味道甜美，最適於增加體重使人健康。」【6】「飲酒對於年輕人來講，正像給熊熊的篝火中添

【4】 前引古希臘・希波克拉底著，趙洪鈞等譯，《希波克拉底文集》，頁90。

【5】 前引古希臘・希波克拉底著，趙洪鈞等譯，《希波克拉底文集》，頁99-100。

【6】 前引阿拉伯・阿維森納著，朱明主譯，《阿維森納醫典》，頁200。

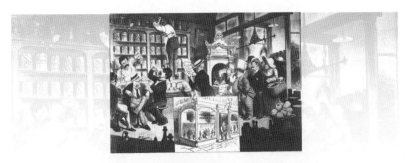

19世紀美國藥店一角

醫生在給患者開藥方，藥劑師正在調藥酒，或者說正在調酒。一位先生
正在飲酒，藥店很像一個酒吧。

圖片來自：http://ihm.nlm.nih.gov/images/A28421

加火種，而篝火是用木屑堆積的，因此飲酒必須要做到適可而
止。而對於年長者來說，可在其身體所能承受的範圍內開懷暢
飲。」[7]前者無疑是正確的，但是對於老年人喝酒同樣不能過
量。

　　酒是非常好的一種溶劑，許多藥物可以溶解在酒中，而且酒
具有防腐作用，因此製成口服藥物有利於保存。西方人很久前就
用酒做溶劑生產各種藥物。古代西方常見的藥物酊劑、醑劑、酏
劑都是含有酒的製劑。當然按照嚴格的定義有一些區別，但是沒
有酒無論如何不能製備上述藥物。

　　現在由於有了先進的蒸餾技術，醫院應用更多的不再是酒而
是酒精，可以說離開酒精現在的醫院就無法開張，足見酒對醫學
的重要意義。

【7】前引阿拉伯‧阿維森納著，朱明主譯，《阿維森納醫典》，
　　頁202。

國家圖書館出版品預行編目資料

從古至今——圖說中西醫/ 汪海升、張春燕 編著 --初版--
臺北市：蘭臺出版 2014.5
ISBN：978-986-6231-84-1 (平裝)
1.中醫 2.西醫 3.比較研究
410.18　　　　　　　　　　　　　　　103008764

中醫理論系列 3

從古至今──圖說中西醫

作　　者：汪海升、張春燕 編著
美　　編：康美珠
封面設計：謝杰融
執行編輯：張加君
出 版 者：蘭臺出版社
發　　行：博客思出版社
地　　址：台北市中正區重慶南路1段121號8樓14
電　　話：(02)2331-1675或(02)2331-1691
傳　　真：(02)2382-6225
E—MAIL：books5w@gmail.com
網路書店：http://bookstv.com.tw/
　　　　　http://store.pchome.com.tw/yesbooks/
　　　　　博客來網路書店、博客思網路書店、華文網書店、三民書局
總 經 銷：成信文化事業股份有限公司
劃撥戶名：蘭臺出版社 帳號：18995335
香港代理：香港聯合零售有限公司
地　　址：香港新界大蒲汀麗路36號中華商務印刷大樓
　　　　　C&C Building, 36,Ting, Lai, Road, Tai,Po, New,Territories
電　　話：(852)2150-2100　傳真：(852)2356-0735
總 經 銷：廈門外圖集團有限公司
地　　址：廈門市湖裡區悅華路8號4樓
電　　話：86-592-2230177
傳　　真：86-592-5365089
出版日期：2014年5月 初版
定　　價：新臺幣450元整（平裝）
ISBN：978-986-6231-84-1

版權所有‧翻印必究